U0711877

脉证经方学术
大会实录

主 编 / 陈建国

全国百佳图书出版单位
中国中医药出版社
·北 京·

图书在版编目（CIP）数据

脉证经方学术大会实录 / 陈建国主编 . -- 北京：
中国中医药出版社 , 2025. 9. -- (中医师承学堂).
ISBN 978-7-5132-9539-0

Ⅰ . R241.2；R289.2

中国国家版本馆 CIP 数据核字第 2025S6E225 号

中国中医药出版社出版

北京经济技术开发区科创十三街 31 号院二区 8 号楼
邮政编码　100176
传真　010-64405721
廊坊市佳艺印务有限公司印刷
各地新华书店经销

开本 710×1000　1/16　印张 16.75　字数 239 千字
2025 年 9 月第 1 版　2025 年 9 月第 1 次印刷
书号　ISBN 978 - 7 - 5132 - 9539-0

定价　69.00 元
网址　www.cptcm.com

服 务 热 线　010-64405510
购 书 热 线　010-89535836
维 权 打 假　010-64405753

微信服务号　zgzyycbs
微商城网址　https://kdt.im/LIdUGr
官 方 微 博　http://e.weibo.com/cptcm
天猫旗舰店网址　https://zgzyycbs.tmall.com

如有印装质量问题请与本社出版部联系（010-64405510）

作者介绍

陈建国，北京中医药学会仲景学说专业委员会副主任委员兼秘书长。

倡导中医回归经典，用阴阳理论指导中医的理法，以升降理论应用于中医的方药，对中医的阴阳盛衰病机进行了发掘和应用，总结了脉证经方学说。著有《仲景阴阳脉法》《神农升降药法》《经方脉证图解》等。

内容简介

　　本书为中国中医药研究促进会中医药经典临床分会2024年5月在仲景故里南阳主办的"首届全国脉证经方学术大会"现场实录，将大会交流以文字形式原汁原味地呈现给读者。

　　脉证经方来源于中医经典，是基于中医最核心的阴阳理论，对中医理法方药和诊断治疗贯通的方法，是对医圣张仲景所倡导"病脉证治"思想落实的路径。会议不仅有脉证经方发掘者陈建国主任对脉证经方的全面阐释，更有一批来自全国学用脉证经方确有心得的专家学者的精彩报告。脉证经方究竟对中医的学习和临床能够提供什么帮助？刘志国、马骞、姚颖玉、纪俊杰等讲者分享了自己的心得。基于脉证经方，究竟对于临床疑难疾病的诊疗能带来什么启发？廖列辉、吴鸿、张苍等国内知名专家通过临床实例讲解了其中玄机。学习脉证经方的难点如何克服？陈建国主任的现场答疑和带教，给出了答案。

　　精准的中医诊断是高效治疗的前提，期待读者通过阅读此书，可以对脉证经方有更加全面的了解，对中医学习的路径以及临床能力的提升有所帮助和启发。

前 言

中医的生命力在临床疗效，不断提升临床疗效是千百年来历代中医人前赴后继不变的追求。

那么，如何提升中医的临床疗效呢？

鉴于中医临床分为两步，第一步是诊断，第二步是治疗，因此，唯有诊断准确兼以对应合理的治疗，才是中医临床疗效的保障。

如何才能做到精准诊断、高效治疗呢？

面对这个问题，历代中医前贤们殚精竭虑、不断探索，给我们留下了系统多样的辨证诊断思路和汗牛充栋的方药应用资料。但是，许多中医人虽博览群书却疑惑重重、难解困境。

那么，敢问中医学习路在何方呢？敢问中医进步路在何方呢？

传承精华，守正创新，反复问道中医经典、问道医圣张仲景，原来古人早就给了我们一个探索的方向。

医圣张仲景在所著的中医经典《伤寒杂病论》中提出并应用"病、脉、证、治"的学术方向。其中，"病"就是病机，"治"就是治疗的方药。明确病机就是诊断，确定方药就是治疗，要做到这两点，具体路径就是"脉、证"，就是说，"脉"和"证"是实际操作，"病"和"治"是预期的结果。一般的理解是，通过"脉"和"证"的结合，先明确病机，然后基于这个病机再确定治疗，而这里的"病、脉、证、治"是一气贯通的，具体方法为通过"脉"既要直接明确"病"，也要明确

"治"，而通过"证"（即症状）既要直接明确"病"，也要明确"治"，将这两种方法结合起来，才是真正意义上的"病、脉、证、治"。简单说，就是一方面力求仅仅通过症状就可以直接诊断病机和确定方药，这些直接指向方药应用指征的症状，被后世称为"方证"；另一方面，力求仅仅通过脉诊就直接诊断病机和确定方药，这种直接指向方药的"脉"，我们称之为"脉证"，最后将两者结合起来互参，以保证最终结果的准确性。

医圣张仲景把这个思路还进行了专门的阐释，就是"观其脉证，知犯何逆，随证治之"。"知犯何逆"就是明确病机，"随证治之"就是选用合理的方药，而两者的前提就是"观其脉证"，其中的"脉"就是脉证，"证"就是方证。

医圣张仲景的这个学术思想在实际操作中有两个特殊之处。第一个是方证，这个学术方向，历代医家代有总结和发挥。第二个是脉证，即追求仅仅通过脉诊既要明确病机，还要一步直接诊出方药，关于这个学术方向，虽然医圣张仲景在一千八百多年前就提出了，但由于种种原因传承发展甚少，至今仍近乎空谷绝音。

带着这样的认识，秉承仲景先师"思求经旨，演其所知"的训导，基于中医最基本、最重要的阴阳理论，我发掘了经方的脉证，并进一步发掘了脉证背后的规律——仲景阴阳脉法，以用阴阳理论贯通中医的"理、法、方、药"和"病、脉、证、治"为目标，总结了脉证经方学说。

自2020年《仲景阴阳脉法》出版以来，脉证经方学说受到中医学术界、学术组织、中医医院、基层中医工作者和中医爱好者的广泛关注，我们也通过线上、线下组织了多种形式的学习班、培训班，令人欣慰的是，许多学习者无论在中医信心还是临床疗效上都取得了质的飞跃！

脉证经方仍旧在不断完善和发展，举办首届全国脉证经方学术大会，并通过本书将此次大会的现场实录呈现给大家，有两个目的，一是让更多在中医之路上艰苦探索的中医同道们认识脉证经方；二是通过先行的脉证经方学习者们互相交流和互相启发，帮助更多的中医同道取得学习上更大的进步！

陈建国

二〇二五年二月二十五日

开幕式致辞

尊敬的黄玲主任、刘观涛主任、付小红老师、韩丽华院长，各位专家、代表、同学，大家上午好！

首先，我代表中国中医药研究促进会中医药经典分会和脉证经方工作室，对大家的到来表示热烈的欢迎！对各界领导、专家、同学们对分会和脉证经方工作室的支持和厚爱表示诚挚的感谢！

脉证经方发掘于中医经典，力求用中医最基本、最重要的阴阳理论，贯通中医的理、法、方、药，贯通医圣张仲景心目中的病脉证治，开创以纯正阴阳理论为核心的中医诊断和治疗方法，从而为中医诊断更加准确、中医治疗更加高效的目标提供新的思路和路径。

脉证经方自 2020 年以学术专著的形式发布以来，引起了各界的高度关注，北京中医药学会组织学会全体委员学习仲景阴阳脉法，多家医疗单位申请建立脉证经方学术传承基地，我们也通过线上、线下的方式组织了多种培训班、学习班，许多人已经因为学习脉证经方而受益。我们举办这次脉证经方学术大会，一方面是希望更多的中医同道了解和应用脉证经方，另一方面是希望通过互相交流的形式互相启发，从而使大家学习进步得更快。

各位代表，中医药是祖先留给我们的宝贵财富，中医药更好的临床疗效是百姓健康的热切期望，中医药与时俱进的发展是我们安身立命和未来成就的依托，更是我们这一代中医人"为往圣继绝学"的责任。但是，时至今日，中医药在基本概念的清晰化、基本理论的系统化、诊断依据的客观化、实际操作的简单化这些重要方向上，仍有许多需要完善的地方，脉证经方就是我经过十多年艰苦的探索，针对这四个核心问题拿出的一版解决方案，希望对更多同道的中医学习和技术进步有所帮助。

各位代表，中医进步的路还很长，我更希望有更多的有识之士，在脉证经方学说的基础上或受其启发，在中医理论的发展上有突破性的创新，在中医优势病种的诊疗建设上有颠覆性的建树。

共矜然诺心，各负纵横志；结交一言重，相期千里至。

各位代表，我们通过脉证经方结缘，我们在医圣故里相聚，今天既是我们中医学习的汇报和交流，更是我们中医进步的新起点。让我们团结起来，互相帮助、互相启发，一起为中医药的发展进步做出更大的贡献！

最后，预祝大会圆满成功！

陈建国

2024 年 5 月 25 日

目　录

脉证经方学说概述

陈建国

吴灿（主持人）：首届全国脉证经方学术大会的学术交流部分正式开始。下面我隆重介绍第一位讲者，即尊敬的陈建国老师。陈老师是中国中医药研究促进会中医药经典临床分会执行会长，北京中医药大学中医临床特聘专家，北京中医药学会仲景学说专业委员会副主任委员兼秘书长，广州中医药大学第七临床医学院客座教授、师承导师，胡希恕"三名"传承工作室负责人，北京市中医药管理局评选的仲景国医门人、聘请的仲景国医导师。

陈老师倡导中医回归经典，用阴阳理论指导中医的理、法，以升降理论应用于中医的方、药，对中医的阴阳盛衰病机进行了发掘和应用，创造性地发掘了仲景阴阳脉法，创造性地提出了神农升降药法，总结出脉证经方学说。临床注重观其脉证、随证治之，擅长运用经方治疗各科疑难杂症，药简而效彰。

大家都看过陈老师最近几年出版的三部专著，如果还没有的话，最好人手一本，对吧！《仲景阴阳脉法》《神农升降药法》，还有《经方脉证图解》，可以说对我们临床水平的提高效果显著。陈老师讲授的题目是《脉证经方学说概述》，大家掌声欢迎！

陈建国：

谢谢大家的掌声，也谢谢吴灿主任的介绍。

这次首届全国脉证经方学术大会的内容总体分为两个方面：第一是给大家全面介绍脉证经方学说，属于理论内容，由我来介绍；第二是脉证经方学说的具体临床应用，这方面主要由后面的其他讲者通过大量临床案例给大家介绍。

我讲的内容有两个部分。

第一个部分，讲一讲我为什么要发掘脉证经方学说。

第二个部分，简单地对脉证经方学说做一个全面介绍。

为什么要发掘脉证经方学说

先讲第一个部分，我为什么要发掘和创立脉证经方学说呢？或者说，脉证经方学说究竟能给大家带来什么帮助呢？

中国中医药出版社师承编辑部的刘观涛主任在开幕式上说，脉证经方学说已经成为一个中医流派了！那么有人就会问，我的目的是不是为了专门创立一个中医流派？当然不是！目的是解决我们中医学习和临床中遇到的问题与困难。

相信大家和我一样，在中医学习过程中都会遇到两个严重问题，第一是中医临床难获满意疗效，第二是中医学习遇到极大困难。

临床中我们会遇到一些常见病，比如头疼、感冒、发热、拉肚子，我们治疗这些常见病快速且有效的把握有多大呢？大部分发热的患者能不能服一两剂药就退热？是不是经常有不尽如人意的时候？而面对一些慢性病、疑难病，比如肿瘤、糖尿病、高血压等，这些患者经常问我，吃多长时间中药能让血压正常？吃多长时间中药能让血糖正常？吃多长时间中药能让肿瘤消失？对于这些疾病的中医临床疗效，往往不但患者不满意，我们自己也难以满意，是不是？

遇到这些问题，怎么办呢？我们只能加强学习、思考、总结，但是，学习中医同样遇到了极大的困难。

记得我刚毕业的时候，因为许多患者的疗效不好，开始就抄秘方、验方，学习一些临床经验。比如，听说这个方子特别擅长治疗某一个病，我赶紧抄下来；据说那个方子对某一个症状有特效，我也赶紧抄下来。但是，我很快就发现一个问题，这些临床经验用上以后，并不像想象中那么神奇，往往有的有效、有的无效，有时有效、有时无效，总之，这些经验在临床中很难重复，对我们中医疗效的提升作用非常有限。现场同学有没有这种体会？如果还没有这种体会，这个困惑一定会在未来等着你。可以说，如果把我们中医水平的提升寄托在学经验、背秘方上，其前景非常有限。或者说，如果仅仅走这条路子，不但我们难以成为一名中医高手，甚至连中医入门都算不上。

面对这样的困境、困惑，我们应该怎么办呢？只能更加深入地学习各种理论体系，对吧？我当时就是这么做的。

咱们中医有各种体系，我们学了很多体系，听了很多课，看了不少书以后，大家有没有发现一个问题，这些体系众说纷纭、莫衷一是，甚至是互相矛盾，但却各说各有理，是不是？而真正用的时候好像又不太那么尽如人意，大家有没有这种体会？

这个问题不单我们遇到了，历史上的中医大家也遇到过这个问题。胡希恕先生当年在学习中医的过程中也曾感慨，他说："所阅之书既多，则反滋困惑而茫然不解。"我们学的中医的体系越多，读的书越多，反而越困惑、越糊涂，随着大家学习不断深入，一定也会有这种感受。

非常相似的是，中医大家、经方大家刘渡舟先生当年也曾发出过类似的感慨。刘渡舟先生在写一篇关于经方小青龙汤的文章时，他先写了小青龙汤能治哮喘、能治咳嗽等，在把这些经验总结完以后，在文章最后他发出了一个感慨，他说："余不敏，行医数十年，见用小青龙汤后，头痛如劈者有之；心悸汗不止者有之；气冲头面与衄血不止者亦有之；每叹此道不易，如何做到正确使用，实有研究必要。"这句感慨非常值得我们今天来思考。

就是说，经方小青龙汤这张方子非常好啊，用对了非常有效，但是，就是这样一张大家耳熟能详的方子，即使是一位经方大家在应用的时候，也经常有一些不良反应，有的人吃了以后出现头痛如劈，有的人出现心悸、汗不止，有的人出现气冲头面与衄血不止。那么，究竟这张方子什么时候用了就有效？什么时候用了就会出现所谓的不良反应呢？或者说，这张方在临床中高效应用的客观指征究竟是什么呢？刘渡舟先生说"实有研究必要"。即使只是限于怎么样把一张经方能用准、用对、用好，我们的前辈老师们都没有搞得非常清楚，作为一个经方大家都说还需要继续研究，那么，我们仅仅是抱着学习的态度来面对这些经验和体系的时候，一定会遇到许多困惑，这再正常不过了。怎么解决这个中医学习进步的问题呢？刘渡舟先生说"实有研究必要"，可见中医仅仅学习是不够的，还需要继续研究。

带着解决以上两个重大问题的目标，我反复学习中医经典，研究中医的历史、中医脉学的历史和中国的传统文化，通过研究我发现两个非常重要的问题。第一，中医最核心、最基础的理论是阴阳理论；第二，阴阳理论的阐释以及与中医的结合，到今天为止都还非常不完善。或者说，之所以中医存在诸多体系，之所以我们学习中医会遇到诸多困惑，主要原因在于我们学习的内容不同程度地属于"夹生饭"。甚至可以说，几乎所有从古至今的中医学术体系，都存在不同程度的不够准确、不够具体的问题。中医的学术体系唯有本身是明白的、清晰的、准确的、具体的，我们才能真正学得明白，才能够高效地应用于临床。

通过十多年的不懈努力，基于对阴阳理论不断深入的认识，我发掘了经方的脉证和仲景阴阳脉法，创立了脉证经方学说，经过反复实践，发现均切合临床实际，依托脉证经方解决了许多疑难疾病的诊疗思路问题，也解决了临床经验传承的瓶颈问题，并取得了许多令人惊奇的临床疗效。

比如，有遗尿 30 多年的患者，全国各地求治于名家多年而无效，我们根据其右寸不及的脉证特征，选用仅有两味药的经方甘草干姜汤，3 剂而愈。

再比如，因脊髓空洞 5 年不能行走的患者，根据右关太过伴左脉不及的脉证特征，我们用经方麻子仁丸，7 剂后患者就能下地行走。

再比如，表现为恶寒而腹泻 30 年的患者，前医根据经验用温阳补肾之方，间断治疗 10 年无效，根据左寸太过的脉证客观指征，我们选用辛温发散的桂枝汤加味治疗，患者的腹泻 1 个月治愈。

诸如此类的患者很多，看到这些患者的反馈，更加坚定了我的认识——精准诊断是高效治疗的前提！而脉证就是医圣张仲景指出的，对治疗有直接指向性的精准诊断的重要路径。

仲景阴阳脉法和脉证经方通过学术专著面世以来，引起中医界同道和学术组织的广泛关注。2022 年，北京中医药学会专门发通知，组织学会专家学习仲景阴阳脉法；中国中医药研究促进会专门发文件，推动在中医医院开展"脉证经方教学医院"的建设。应大家的广泛要求，我们也通过线上组织了"脉证经方读书会"，开展脉证经方学术的研讨，并举办了多期的仲景阴阳脉法学习班，通过反复交流和研讨，一方面不断完善脉证经方的内涵，一方面帮助更多的中医同行尽早学会并在临床中应用脉证经方。更多同道反复实践、验证脉证经方和反馈他们临床应用的效果，也给了我更大的信心。

"雄关漫道真如铁，而今迈步从头越。"2021 年 6 月 4 日，我站在贵州遵义的娄山关上，发出了这样的感慨。回过头来看，脉证经方学说是以上所有难点问题的一种解决方案，解决了我心中所有中医学习和临床的困惑，我想也一定可以帮助到大家。我们组织召开这次大会，就是希望有更多的中医同道能够感受到中医学习进步的欣喜和临床更加有效的快乐。

脉证经方学说概述

鉴于有一部分参会代表是第一次接触脉证经方，下面我就把脉证经方学说给大家做一个简单的介绍。

脉证经方学说主要由五个部分组成，分别是阴阳盛衰辨证、阴阳升降治法、方证脉证合参、神农升降药法和仲景阴阳脉法，涉及中医的理、法、方、药 4 个元素，涉及中医从诊断到方药治疗的全过程，鉴于这是一套整体的学术体系，所以总体命名为脉证经方学说。

既然脉证经方学说是一套东西，那么，它有什么总体特点呢？总体特点就是贯穿着中医最基本、最重要、最纯正也是最核心的理论——阴阳理论。我通过研究发现，中医发展遇到的几乎所有问题的关键点，就是至今没有能够很好地与阴阳理论结合。脉证经方学说力求将阴阳理论与中医更加完美地结合，脉证经方学说就是阴阳理论在中医领域更加具体的应用。

或许有人就会问了，用阴阳理论辨证，我们不是早就在课本中学过了吗？那不是很简单吗？但是，《黄帝内经》说"明于阴阳，如惑之解，如醉之醒""明于阴阳，无与众谋"。大家有没有发现一个问题，虽然我们都觉得理解了阴阳理论，并且都觉得会用阴阳理论，但却为什么并没有达到古人所说的"如惑之解，如醉之醒""无与众谋"的境界呢？我们还是有许多困惑啊！这是为什么呢？是我们的悟性不够吗？还是因为我们的学习不够努力呢？经过反复研究和思考，我觉得都不是，真正的原因在于，我们的祖先和老师们所总结的阴阳理论，虽然历经了两千多年的发展，但至今仍有许多难以领会之处，而阴阳理论在中医实践中的具体应用，仍有不够完善、具体的地方。

那么，阴阳理论究竟是什么呢？有哪些内涵呢？简单说，阴阳理论由3个部分组成，分别是阴、阳以及阴阳之间的关系。这里请注意，是3个部分，而不是大家以前理解的阴、阳两个部分，这是最本质也是最大的区别。阴阳之间的关系是什么呢？后世总结得非常好，阴阳之间有4种关系，分别是对立制约、互根互用、消长平衡、相互转化。也就是说，唯有同时把阴和阳以及阴阳之间的4种关系都包含且都说明白的阴阳理论，才是真正的、具体的、全面的阴阳理论。关于这个内容，由于时间的原因，我将在一本新的学术专著中给大家详细阐释，这里就不展开了，这里主要讲基于对阴阳理论认识下的具体应用。

下面我就介绍脉证经方学说中的第一个内容——阴阳盛衰辨证。

阴阳盛衰辨证

阴阳盛衰辨证，就是用阴阳盛衰理论认识疾病、分析疾病的一种方法，是用阴阳理论进行辨证的一种方法，是认识世间所有疾病的一种基本方法。因为这个内容的信息量很大，在这里也只能做一个简单的介绍。

老子在《道德经》中提示，阴阳理论是世间的大"道"，那么，阴阳理论自然也适用于咱们中医学。历经两千年以上，古人对阴阳理论与中医辨证的结合进行了多个方向的探索，我经过总结，大致分成四个方向。

第一个方向，就是将病机分成阴证和阳证。

第二个方向，就是我们学经方的人非常熟悉的六经辨证。

第三个方向，就是五行辨证。

以上这三个方向各有特点。

其中，将阴阳辨证仅仅具体为辨别阴证和阳证，简洁明了，但存在不够具体的不足，对临床的指导价值有限。简单说，这种方法只涉及了阴和阳，而几乎不涉及阴阳之间的关系，所以这种辨证方法仅仅是阴阳理论中的一部分，不够全面，也不够具体。

从阴阳理论发展而来的六经辨证，是所有学习经方的同道们最熟悉的一种辨证方法，其中将阳具体为少阳、太阳和阳明，将阴具体为少阴、太阴和厥阴，并且也涉及了阴阳之间的关系。但是，在六经辨证中主要仅仅包含了阴阳的相互转化关系，比如阳证转化为阴证等，而对于阴阳之间的对立制约关系，几乎完全不包含在其中，所以，作为由阴阳理论发展而来的六经辨证，至今还难以诠释阴阳理论的全部内涵。

许多人认为五行理论是与阴阳理论并行的一种独立的方法论。实际上，大家是否发现，尽管古人不断尝试，但五行理论始终难以脱离阴阳理论而独立存在。例如，在《辅行诀》(《辅行诀脏腑用药法要》，下同)中，疾病虽被分为五个大类，然而进一步细分时，却只能将这五个大类分为虚证和实证两种，而分虚实的方法，本身就属于阴阳理论一分为二的方法。也就是说，阴阳理论能够脱离五行理论，而五行理论却离不开阴阳理论，这是为何呢？基于老子在《道德经》中的认识，我在此提出一个大胆观点：世间唯一的大

"道"，是，也只能是阴阳理论。五行理论本身源于阴阳理论，是阴阳理论的一种具体化方法。既然已有阴阳理论，古人为何又发展出五行理论呢？原因在于古人希望借助五行理论阐明阴阳之间的关系。大家是否发现，虽说为五行理论，但涉及五行内部关系时，都是两两之间的关系。五行理论涵盖了阴阳之间对立制约、互根互用、消长平衡、相互转化这四种关系，但其最大缺陷在于难以脱离阴阳理论而独立存在，因而在具体应用时极易使人混淆。为何如此说呢？因为我们具体分析一个问题时，该问题往往需经过多个环节，且每个环节都需运用一种方法。若第一个环节采用一分为五的方法，第二个环节随意采用一分为二的方法，第三个环节又毫无规则地在两种方法中选择，最终得出的结论就具有很大的偶然性，并且反推也会存在困难，这也是中医理论被诟病为诡辩的重要原因。

此外，最为重要的是，以上三个方向都存在一个共同不足，即至今缺乏相应客观且准确的诊断方法。

下面我们重点谈谈第四个方向。

第四个方向，从阴阳到阴阳盛衰。

对于应用阴阳理论辨证，古人在另一个方向的探索是阴阳盛衰。具体而言，就是把阴证分为阴盛、阴虚，把阳证进一步分为阳盛、阳虚。

这种方法具有 3 个优点：第一个优点是，它是阴阳理论细化的辨证方法；第二个优点是，它是从疾病病理角度进行认识的分类方法；第三个优点是，它是纯正阴阳理论指导的辨证方法。

但是，从古至今的阴阳盛衰方向存在两个不足：第一个不足是，阴阳盛衰的界定较为含糊，甚至有些是错误的；第二个不足是，在辨别阴阳盛衰时，还缺乏阴阳之间的关系这一最为重要的环节。

第一个不足，阴阳盛衰的界定较为含糊，甚至是错误的。

阴阳盛衰之所以至今未能发展成为一种临床可用的高效辨证方法，主要是因为这个方向刚迈出一步，就遭遇一个至今难以跨越的困难，即究竟什么是阴阳盛衰？阴阳盛衰的内涵究竟是什么？下面我们进行分析。

阴虚证指的是阴津血这种人体的生理物质偏少、虚乏，简单来说，就是阴津血虚，这种认识是共识，也是正确的。那么，既然阴虚证是阴津血虚，阴盛证自然就应当是指阴津血盛。然而，非常遗憾，古人分析到这里后，产生了两个困惑：一个困惑是，阴津血盛算是一种病态吗？第二个困惑是，人体怎么会出现阴津血盛呢？带着这两个困惑，古人只能另辟蹊径，按照当今教材的说法，将阴盛定义为"寒湿等阴邪侵袭人体所致的实寒证候"，这就出现大问题了。

这是因为，阴盛、阴虚，非常明确是在区别"阴"的盛和虚，那么，这个"阴"应当指同一个事物。而如此定位的阴虚，其中的"阴"指"阴津血"，而阴盛中的"阴"指"阴性的邪气"。所以，做对比的两个"阴"根本不是一回事，那如何比较呢？比如，说一个人体重轻，另一个人个子高，这两个人怎么比较？体重轻的人身高一定低吗？个子高的人体重一定高吗？根本无法比较啊！

正是由于阴阳盛衰中的阴盛、阳盛不好理解，另辟蹊径后又完全错误，所以阴阳盛衰虽在中医经典中多处提及，但经过两千多年仍被束之高阁。

下面我们来对阴阳盛衰进行界定。

阴虚就是阴津血虚；阴盛就是阴津血盛；阳虚就是阳气虚；阳盛就是阳气盛。

阴虚和阳虚大家都学过，与一般理解相差不大，就无须赘述了，主要讲讲从古至今都困惑未解的阴盛和阳盛。

如果说阴虚属于虚证，阴盛自然就是指实证。那么，既然是实证，当然必定有邪气。这里请注意，人体若出现实证，则必然同时具备两个元素：一是有邪气，二是正气不虚。实证就是指人体正在鼓舞正气祛除邪气的病理状态。人体正在鼓舞什么样的正气来祛除邪气呢？如果人体鼓舞正气祛除邪气，其中正气中以阴津血为主的病理状态，我们就称之为阴盛；如果正气中以阳气为主，我们就称之为阳盛。我们换一种更易理解的说法，如果内生或者外感了一个邪气，人体用更多的阴津血正在祛除的病理状态，就是阴盛证；如果人体用更多的阳气正在祛除邪气的病理状态，就是阳盛证。

我举两个例子。比如大黄黄连泻心汤证，其病机是人体中焦有一个邪气，人体鼓舞了许多阳气到中焦来向下祛除这个邪气，"气有余便是火"，阳气更多地聚集到中焦祛邪，所以从临床表现上，后世称之为实热证，这种病机，按照阴阳盛衰辨证就是阳盛证。针对这种病机的治疗，就是用苦寒药物帮助人体的阳气向下祛除邪气，同时也向下"泄"去过多聚集的阳气，邪气祛除了，阴阳平衡了，人体就康复了。那么，为何说人体是用阳气祛除这种病机呢？临床中，如果大黄黄连泻心汤证已治好，还继续服用这个方子，患者就会出现阳气虚的腹泻，这种现象提示，这个方子既能向下祛邪，同时也向下"泄"阳气。或者可以说，大黄黄连泻心汤就是通过应用苦寒药物向下"泄"去更多聚集的阳气来祛除邪气的，那么，这种阳气聚集的病机，就是阳盛证。

再比如麻黄汤证，其病机是人体体表或上焦感受了一个邪气，人体正在鼓舞许多阴津血来向上向外升散这个邪气。为何说人体正气是正在通过升散的方向祛除邪气呢？麻黄汤是一张向上向外发散邪气的经方，其作用自然是帮助人体正气向上向外祛邪。为何说针对这种邪气，人体是通过鼓舞阴津血来祛除呢？患者服用麻黄汤会出汗，汗血同源，汗来自人体的阴津血，可见人体是通过升散更多聚集的阴津血祛除这种邪气的，这种阴津血聚集的病机，就是阴盛证。

如此，阴阳盛衰就非常明确了。

第二个方面就是阴阳之间的关系。

阴阳盛衰辨证，并非仅仅辨别出阴盛、阳盛、阴虚、阳虚这四个固态的病机就可以了，实际上还包含了阴阳盛衰之间对立制约、互根互用、消长平衡、相互转化的四种关系，具体来说，一共包含了 16 种动态的病机。这是阴阳盛衰辨证最深入也是最重要的内容，在之后的学术专著里我将结合案例详细阐释，因时间关系，今天在此就无法细讲了。简单来说，16 种有代表性的动态病机状态，除去其中次序不同的重复，阴阳盛衰辨证包含如下 10 种代表性的动态病机，分别是：阴虚证、阳虚证、阴盛证、阳盛证、阴盛阳虚证、阳盛阴虚证、阴盛阳盛证、阴虚阳虚证、阴盛阴虚证、阳盛阳虚证。

前面说过，阴阳盛衰和其他所有辨证方法一样，都缺乏一种客观且准确的诊断方法。为解决这个问题，我专门发掘了仲景阴阳脉法。

仲景阴阳脉法

下面我们简单介绍一下仲景阴阳脉法，大家若感兴趣可专门去看 2020 年出版的《仲景阴阳脉法》一书。

诊断是连接理论和临床实践的桥梁，无论多么精妙的理论，如果没有一种准确的诊断方法支撑，那么这种理论就难以落实到临床，只能是纸上谈兵。仲景阴阳脉法就是为支撑阴阳盛衰辨证而专门发掘出来的一种全新脉法。

为何说仲景阴阳脉法是一种全新脉法呢？这是因为，仲景阴阳脉法和阴阳盛衰辨证一样，都是完全以中医大"道"——纯正的阴阳理论作为唯一支撑的脉法，而具备这个特点的脉法，甚至是其他诊断技术，至今仍非常稀缺。

下面我介绍仲景阴阳脉法的几个具体特点和内容。

第一，脉候气血——阴阳。

仲景阴阳脉法强调，脉诊主要是诊断人体的气血状态，其中，脉力与气对应，脉宽与血对应，气和血是一分为二的一对阴阳。因此，脉诊的目标并非号出患者体内有什么邪气，也不是号出患者具体是什么脉象，而是了解和把握患者的气血状态。

第二，太过不及——阴阳。

在阴阳理论下，中医诊断应当首先直指核心，因此，在仲景阴阳脉法中，主要诊查内容就是"太过不及"。这种诊断方法，医圣张仲景在《金匮要略》中有明确提示，他说"脉当取太过不及"，但非常可惜，这种诊脉方法一直没有发展完善并传承下来，仲景阴阳脉法就是在临床以双手寸关尺的太过不及作为诊查的主要元素。

什么是太过呢？就是脉力和脉宽超过正常，即为太过。其中脉力就是脉搏应指弹手的力量，脉宽就是脉管的宽度。临床中，我们摸到某一部脉超过正常而宽大有力，就属于这一部脉太过。

什么是不及呢？就是脉力和脉宽低于正常，即为不及。临床中，我们摸到某一部脉低于正常而无力而细，这一部脉就属于不及。

太过不及有何意义呢？非常明确，不及脉对应的病机就是虚证，太过脉提示人体气血正聚集于某处抗邪的病理状态，对应的病机就是实证。

第三，脉分三部——阴阳。

古人将寸口脉分成三部，其实就是阴阳理论的实际运用。结合以上提及的脉候气血，寸部与"上焦"或"表"的气血状态相对应；关部与"中焦"或"半表半里"的气血状态相对应；尺部与"下焦"或"里"的气血状态相对应。在临床中，我们会客观地发现，患者寸口脉中的寸关尺三部的脉力和脉宽往往不同，这提示在病理状态下，患者的气血在体内发生了不均衡的重新分布。

结合以上的太过不及。寸部太过提示上焦实证的病机；关部太过提示中焦实证的病机；尺部太过提示下焦实证的病机；寸部不及提示上焦虚证的病机；关部不及提示中焦虚证的病机；尺部不及提示下焦虚证的病机。

第四，左手右手——阴阳。

在临床中，无论我们是诊查一般理解的脉象，还是按照以上仲景阴阳脉法的方法诊查太过不及，都会发现，左手的脉和右手的脉存在客观差异，这究竟是何原因？又是什么机制呢？

关于这个道理，《仲景阴阳脉法》一书有详细阐释，在此，我们直接讲结果。

左右手的寸口脉分别客观反映人体气血的不同，左手的寸口脉更多地体现"阴津血"的多少，右手的寸口脉更多地体现"阳气"的多少。那么，按照阴阳盛衰辨证，阴津血虚就是阴虚，阴津血盛就是阴盛，阳气虚就是阳虚，阳气盛就是阳盛，结合太过不及，我们就能够诊断出阴阳盛衰。具体为：

左手脉太过——阴盛

左手脉不及——阴虚

右手脉太过——阳盛

右手脉不及——阳虚

在此基础上，我们再结合脉分三部，就可以分别诊断出上、中、下焦的阴阳盛衰。

除此之外，结合临床实际，仲景阴阳脉法非常重视溢脉和覆脉。什么是溢脉呢？就是在寸口脉以上还能号到的脉，我们称之为溢脉。水满则溢，溢脉对于同侧阴阳盛衰的辅助诊断作用巨大，比如，如果左手出现溢脉，一般提示阴盛的病机，右手出现溢脉，一般提示阳盛的病机。什么是覆脉呢？就是在尺脉以下还能号到的脉，我们称之为覆脉。临床中出现覆脉，一般提示尺部太过。

以上就是仲景阴阳脉法中诊查的主体内容，为了交流方便，我们还将仲景阴阳脉法下的诊查结果规范为一种图示方法，命名为仲景阴阳脉法脉证图，后续几位授课老师的课程中出现的脉证图，都是按照这个统一规范绘制的，所以，我对此也进行介绍。

	溢脉	溢脉
寸		
关		
尺		

脉证图中分别有八个空格，左侧代表左手寸口脉的情况，右侧代表右手寸口脉的情况。其中填写的数字分别代表脉力和脉宽综合的程度，由于是以脉力为主，我们就简称脉力值。其中，超过正常的均用正数表示，即在 0～2 区间均表示太过，最大是正 2；低于正常的均用负数表示，即在 –2～0 区间均表示不及，最小是负 2；正常用 0 或留空白表示。鉴于正常情况下没有溢脉，所以，溢脉表达的数值用 0～2 区间表示，溢脉没有负数，0 或空白属于正常。

下面我举一个例子。

琼海市中医院的吴灿主任曾发给我一个病历，患者是 2024 年 2 月我在他们医院连续带教两天的患者之一。那两天看了不少患者，因为是用他的医生工作站开的方子，估计当时对其中比较特殊患者心里也没底，所以他进行了随访，这是他记录的资料。

患者：何某，女，8 岁，初诊时间为 2024 年 2 月 7 日。

发热半天，今早 40℃，今早 10 点服用布洛芬，服药后微汗出。现 38.5℃，头晕，晕至不能动弹，咳嗽，稍鼻塞，精神状态差，纳差。舌淡红，薄白苔。

脉证：右溢脉，右关太过，左脉不及。

诊断：阳盛＋阴虚。

处方：白虎汤加人参汤加生地黄、麦冬（小包装）。

生石膏 100g　　知母 20g　　　甘草 10g　　　山药 20g

北沙参 20g　　麦冬 20g　　　生地黄 20g

2 剂，每日 1 剂，水煎服，分 3 次，饭后服。

结果：服药后，头晕明显改善，精神状态好转，当晚睡前 38.5℃，第二天一早 37.0℃，热退而愈，未再服药。

这个孩子当时情况比较紧急，是上午带教最后临时加了一个号。让我有些印象的是，当时我开出方子后，一起看诊的十来位医生，现场一片悉悉索索，看起来他们当时多少还是有些疑惑。

这是一个发热的小孩子，大家为什么会出现疑惑呢？主要有两个方面原因。一是这个孩子来诊时非常疲乏，是她爸爸抱着来的，脑袋靠在她爸爸的肩膀上，动一动都没力气，眼睛都懒得睁开。所以，大家从症状判断，普遍认为是阴证、虚证，但是我号到的脉用脉证图表达是这样的。

	溢脉	溢脉 0.5
寸	−1	
关	−1	2
尺	−1	

她的右关脉非常宽大有力，所以我用脉力为 2 来表达，这提示阳盛的病机，阳盛属于实证。我们再看她的右手还出现了一个溢脉，这提示这个孩子中焦的阳气已经达到从上面"溢"出来的程度，说明她病机的主体是实热证无疑。

我们再看她的左手脉，左侧三部脉均不及，所以左手三部脉均用 −1 来表达，这提示阴虚证的病机。综合起来，她的病机是阳盛兼阴虚，阳盛为主，阴虚为次。

大家的第二个疑惑，大概是看到我开的方子中，生石膏用到 100g。之所以用到 100g 这样的剂量，主要是根据右关太过的程度，以及右侧的溢脉，面对这么显著的阳盛病机，不用到这样的剂量，是难以控制病情的。

所以，这张方中，白虎汤针对的是右关太过脉兼右侧溢脉，加的是北沙参、麦冬和生地黄，针对的是左手三部的不及脉。结果还是可以解决孩子发热的问题。由此也可见，医圣张仲景为什么提示我们要"观其脉证"，并且把"脉"放到"证"前面？就是因为脉非常重要，症状容易出现模棱两可的情况。临床中，我们见到疲乏的患者，很容易先入为主地判断为阴证、虚证、阳气虚，但只要大家掌握了仲景阴阳脉法以后，就会发现许多非常疲乏的患者往往并非虚证，有许多是阳盛的实热证。我们换一种说法，有谁说过，实热证就一定不会表现为疲乏呢？此外，临床所见，阴虚证的患者更容易表现为疲乏。这个孩子既有阳盛，又有阴虚，所以她非常疲乏，是再正常不过的临床表现了，只要我们客观地把握脉诊信息，就能做出准确的判断，不用疑惑。

方中的生石膏用量达到 100g，还有一个重要原因，就是涉及阴阳之间的关系。我们看这个脉证图，右脉太过是阳盛，左脉不及是阴虚，所以患儿的病机是阳盛兼阴虚。那么，为什么会出现阳盛兼有阴虚的病机呢？这两个病机有什么关系呢？我们都知道，邪热炽盛，就容易伤阴，邪热是火，阴是水，水少了就克制不了火，所以阳盛反克，导致阴虚。阴津血少了，阳气就缺乏了制约而上涌，我们看这个患儿的右侧已经出现了溢脉，所以，我当时就说，这个石膏的用量不能小，否则她很快就要高热惊厥了。因此，脉证图中的每一个客观信息，都客观地代表了病机的信息，与临床都是吻合的，有极高的诊断价值。

我们明确了阴阳盛衰辨证的内涵，并且在临床中应用仲景阴阳脉法，就可以诊断出阴阳盛衰病机。由于仲景阴阳脉法是一种直接和治疗贯通的脉法，所以，在临床中，只要诊断出阴阳盛衰病机，其实已经明确了治法，下面我们就讲阴阳升降治法。

阴阳升降治法

众所周知，后世总结中医治病有八法，分别是汗、吐、下、和、温、清、消、补。这种分类方法虽然来自临床实践，但是缺乏理论指导，所以缺乏规范性。中医经典提示我们，在阴阳理论指导下，中医的治法实际总体上只有两个法，分别是升法和降法。

《伤寒杂病论·伤寒例》云："阳盛阴虚，汗之则死，下之则愈。阳虚阴盛，汗之则愈，下之则死。"

这里明确指出了阴阳盛衰病机的治法。其中的"汗"和"下"并非仅限于我们一般理解的汗法和下法，这里的"汗"是向上向外升散邪气治法的代表，我们简称为升法，"下"是向下、向内敛降邪气治法的代表，我们简称为降法。升法具体分为两种，一种是针对实证的升法，我们称之为攻邪的升法；一种是针对虚证的升法，我们称之为补益的升法。降法具体也分为两种，一种是针对实证的降法，我们称之为攻邪的降法；一种是针对虚证的降法，我们称之为补益的降法。

具体为：

阳盛为实证，应当用攻邪的降法治疗。

阴虚为虚证，应当用补益的降法治疗。

阴盛为实证，应当用攻邪的升法治疗。

阳虚为虚证，应当用补益的升法治疗。

这种认识初看起来比较复杂，也不容易理解，其实梳理一下后，就非常明确而具体。

阴虚证就是阴津血虚，临床中的治疗就是补血养阴，既然是虚证，这种治疗自然就属于补益的方法，为什么又说是降法呢？以百合地黄汤为例，这个方子就是用甘寒的药物养阴，但是吃多了是会拉肚子的，说明这个方子作用于人体后，能够导致人体的气血向下走，当然就属于降法，所以叫补益的降法，或者叫甘寒降法。

阳虚证的治疗应当是温阳益气，当然就属于补益的治法，为什么还属于升法呢？这很好理解，比如我们非常熟悉的四逆汤，就是用甘味的药物与辛温的药物配伍，从而达到温补阳气的目的。这个方子吃多了，人是会上火的，说明这个方子作用于人体后，能够导致人体的气血向上走，当然就属于升法，所以叫补益的升法，或者叫甘温升法。

阴盛证和阳盛证这两个病机不好理解。

我们先说阳盛证。阳盛证属于实证，其治法自然就是攻邪，向哪个方向攻邪呢？攻邪的降法自然就是向内、向下攻逐邪气。大家比较容易理解的，比如大黄黄连泻心汤证，其病机是中焦有实热，治法就是用苦寒的药物向下攻邪，那么，其病机就属于阳盛，其治法就是攻邪的降法，或者叫苦寒降法。

我们换一种说法，临床中，只要是应当向内、向下敛降攻邪的治法，均可称为苦寒降法，其病机就是阳盛。这里需要注意，其中的邪气是各种可能的邪气，无论是气滞、血瘀、水湿、痰饮，只要是应当通过敛降这个方向祛除的，均属于阳盛证。

同样的道理，人体鼓舞阴津血向上向外升散邪气的病机，就是阴盛证。其治法自然就是应用具有升散作用的辛温药物，帮助人体向上向外祛除邪气，属于攻邪的升法。这里同样需要注意，其中的邪气包含各种可能的邪气。

梳理到这里，大家有没有发现一个问题，只要将阴阳理论进行贯穿，通过仲景阴阳脉法可以直接诊断出治法来。

我们只要在左手诊到一个不及脉，就可以确定是阴虚证的病机，直接指导的治法就是滋阴养血。

只要在右手诊到一个不及脉，就可以确定是阳虚证的病机，直接指导的治法就是温阳益气。

只要在左手诊到一个太过脉，就可以确定是阴盛证的病机，提示人体正在聚集阴津血向上向外升散邪气，直接指导的治法就是辛温升法。

只要在右手诊到一个太过脉，就可以确定是阳盛证的病机，提示人体正在聚集阳气向内向下敛降邪气，直接指导的治法就是苦寒降法。

通过以上方法，病机明确了，治法也明确了，我们通过脉诊就可以直接诊断出病机以及制订相应的治法，但是，仅仅到明确治法这一步，离真正的准确高效治疗还是有差距，因为，很多方子都属于同一种治法，同样的病机和治法，应用不同的方药，其疗效也会不同，因此，我们临床真正的最终需要是明确用哪一张具体的方来治疗。如何才能做到这一步呢？这就是脉证经方学说下一个部分的内容——方证脉证合参。

方证脉证合参

在中医临床中，怎样才能做到诊断明确、治疗高效呢？医圣张仲景给我们指出了明确的途径，他说"观其脉证，知犯何逆，随证治之"。

这句话可以倒着读，"随证治之"就是选用合适的方药治疗，根据什么选用方药呢？就是"证"，就是病机，明确病机就是"知犯何逆"，也就是说，先明确病机，才能根据病机选用合适的方药。怎样才能做到明确病机和方药呢？医圣告诉我们，他说"观其脉证"。"观其脉证"就是通过诊查患者的"脉"和"证"，就可以既明确病机，还能够直接知道具体用哪一张方来治疗。那么，问题来了，为什么我们一直在临床中既诊脉又问症状，却仍然不知道该开什么方子治疗呢？

原因在于，我们既往将诊断的目标仅仅限定在诊断出一个笼统的病机，属于一个面，而医圣张仲景要求我们将诊断的目标要具体到一张方，属于一个点。也就是说，医圣张仲景要求我们，诊脉要直接诊出应该用哪一张方的脉，收集症状也要收集直接指向某一张方的症状，将两个结果结合起来参考，从而精准地确定应该给这个患者开哪一张方来治疗。

或者，我换一种说法，医圣张仲景告诉我们，在中医临床中，通过脉诊要直接号出应该用哪一张方治疗，收集症状同样要具体到该用哪一张方治疗，将两种方法结合起来，就是"观其脉证"。

具体到一张方病机的症状，后世称为"方证"，关于这个方向，历代医家都有研究和总结。而具体到一张方病机的脉，我们称之为"脉证"，脉证的方向虽然是医圣张仲景提出的，但由于总结的难度很大，所以至今仍属于接近空白的局面。脉证经方学说就重点对这个方向进行了总结，帮助大家通过脉诊一步诊断出方药来。

下面我们通过三个例子，来说一说医圣张仲景心目中的经方脉证究竟是怎样的。

《伤寒论》第12条云：太阳中风，阳浮而阴弱，阳浮者，热自发，阴弱者，汗自出，啬啬恶寒，淅淅恶风，翕翕发热，鼻鸣干呕者，桂枝汤主之。

这是一条关于桂枝汤的原文。桂枝汤被称为千古第一方，是医圣张仲景最为重视的第一方，同时，医圣张仲景也通过桂枝汤给我们做了许多示范，比如，桂枝汤的加减化裁在仲景书中是最多的，那么，其他的经方能不能加减化裁呢？当然也可以，只不过不可能通过一本写在竹简上的著作将所有经方的加减化裁都告诉我们，所以，主要通过桂枝汤来做示范。

再比如，我们中医非常讲究方药的煎服方法和忌口调摄，关于这个方面，医圣张仲景同样是通过桂枝汤来给我们做示范，方后用了一百余字来讲解这张方的煎服方法、忌口和调摄。

那么，临床中是不是仅仅在用桂枝汤的时候要特别注意这个方面，而其他方子就不必呢？当然不是，这里就是用桂枝汤做示范，其他方子大家举一反三就可以了。从这个角度看，可以说，桂枝汤是医圣张仲景心目中的千古教学第一方。

这一条就是医圣张仲景通过桂枝汤示范性地告诉我们，临床中应当怎样"观其脉证"。

我们可以倒着读这一条。"桂枝汤主之"，就是非常有把握地确定，这个病应当用桂枝汤来治疗。怎样才能如此有把握地知道该用桂枝汤，而不是其他方呢？是根据两个方面的信息确定的，因为"脉"是桂枝汤证的脉，"证"是桂枝汤证的证，两者结合起来就确定是桂枝汤的准确适应证。其中，桂枝汤的脉证是"阳浮而阴弱"，桂枝汤方证的症状是"热自发""汗自出""啬啬恶寒，淅淅恶风，翕翕发热，鼻鸣干呕"。

这里需要注意，仲景书是写在简牍上的，但是在表述桂枝汤的脉时，却并非像我们今天仅仅是简单地写成"浮缓"两个字，而是用了更加复杂的五个字，这是为什么呢？这充分地表明先师将号出桂枝汤病机的脉作为脉诊的目标，而"阳浮而阴弱"就是先师心目中桂枝汤的脉证。

将脉证和方证结合起来，就是"观其脉证"，如此就不但能够诊断出"知犯何逆"为"太阳中风"的病机，还能直接诊断出"随证治之"应当用桂枝汤来治疗。这就是先师通过桂枝汤实例告知我们的"观其脉证，知犯何逆，随证治之"。

我们再看一个示范。

《伤寒论》第154条说：心下痞，按之濡，其脉关上浮者，大黄黄连泻心汤主之。

医圣张仲景通过这一条明确告诉我们，临床中怎样才能明确患者吃了大黄黄连泻心汤后就一定有效呢？方法就是——观其脉证。大黄黄连泻心汤的脉证表现为"关上浮"，方证表现为"心下痞，按之濡"，将两者结合起来，就可以准确地诊断出应当用大黄黄连泻心汤治疗。

其中，"关上浮"就是大黄黄连泻心汤的脉证。

《伤寒论》第247条说：趺阳脉浮而涩，浮则胃气强，涩则小便数，浮涩相搏，大便则硬，其脾为约，麻子仁丸主之。

这一条也提示我们，医圣张仲景在临床中探索麻子仁丸的脉证，他总结为"趺阳脉浮而涩"。

由此可见，脉证是医圣张仲景开创的重要学术方向，将脉证和方证进行合参，是准确诊断和高效治疗的重要路径。沿着医圣张仲景指出的方向，基于中医的阴阳理论，我将所有经方的脉证进行了总结，关于这方面的内容，大家可以反复阅读《经方脉证图解》这本书。

经方的脉证是不是属于经验呢？脉证有没有规律呢？

经方的脉证不属于难以重复的经验，其背后具有很强的规律性，这个规律就是仲景阴阳脉法，或者说，所有方剂的脉证，均符合仲景阴阳脉法这个规律，把经方的脉证和仲景阴阳脉法结合起来学习，就能够举一反三、触类旁通,见脉知方、见方知脉。

梳理到这里,我们通过仲景阴阳脉法和经方的脉证,既可以诊断出病机,又能诊断出治法,甚至可以直接诊断出方药来。但是,临床当中的疾病千变万化,其病机往往并不见得与我们掌握的固定方子病机吻合,那么,为了更加准确地吻合病机,中医经典告诉我们,可以对一些固定的成方进行加减化裁。那么问题就来了,怎样才能做到灵活加减化裁、圆机活法呢?那就需要对这些方子的组方原理进行更加深入地认识,基于阴阳理论,我又专门发掘了神农升降药法,下面我就简单介绍一下神农升降药法。

神农升降药法

我相信,每一个学习中医的人都有一个深刻体会:中药太难学了!不单我们有这个感受,甚至历代专门研究中药的专家也大多有同感。所以,清代本草学家汪昂说:"最能使人如寐如睡者,莫过于读本草。"

为什么中药这么难学?其实,道理很简单,历代的本草著作表述比较笼统、含糊。换一种说法,就是至今我们对中药的认识总体还处于不够准确、具体的层面,兼以历代医家认识中药的角度不同,所以出现了今天对中药认识纷繁复杂的局面。

对中药认识存在的问题,我总结为五个方面的表现,分别是:中药"功效"众说纷纭、中药性味千差万别、中药归经五花八门、治疗方向大相径庭、"功效"治病差强人意。

关于这些问题,我就不一一举例说明了。为了解决这些问题,基于阴阳理论,我进行了发掘和总结,提出神农升降药法。大家可以阅读《神农升降药法》一书,我在这里进行一个简单的介绍。

一味中药只有一个功效

我们应用方剂治病,实际针对的是这张方的病机。而在这张方的病机下，可能表现出的症状却是纷繁复杂的。比如，桂枝汤肯定是可以治疗桂枝汤证病机的。

那么在桂枝汤证的病机下，患者可能是什么症状呢？患者可能是发热，也可能是不发热而头痛，也可能是不头痛而身体疼痛，也可能是多汗，也可能是恶风等，有许多可能的症状。那么，桂枝汤能治头痛吗？如果说能治，为什么许多头痛的患者吃了桂枝汤无效？如果说不能治，为什么有的患者吃了桂枝汤又确实有效？

实际上，桂枝汤确实能够治疗头痛，但只能治疗符合桂枝汤病机的头痛。而只要符合了桂枝汤的病机，患者的症状即便不是头痛，桂枝汤同样有效。所以，桂枝汤虽然确实能治头痛，但是，这种经验不能反推，临床中不能根据患者有头痛症状，就用桂枝汤。

同样的道理，古人在讲解中药的时候，同样总结了一些所谓的"功效"。比如，《神农本草经》中记载桂枝："味辛，温。主上气咳逆，结气喉痹，吐吸，利关节，补中益气。"其中的"咳逆"是临床常见症状，桂枝确实能治咳逆，但是临床中不能仅根据有咳逆这个症状就用桂枝。这是为什么呢？

因为，咳逆仅仅是桂枝擅长治疗的症状，我们简称为治症，但并非只有桂枝能够治疗咳逆。桂枝能够治疗的仅仅是符合这味药病机的咳逆。

因此，桂枝治咳逆，并非桂枝真正的功效，而是桂枝功效下的一个治症而已。如果把治症当功效，就会无所适从。

中药的治症是纷繁复杂的，但仅仅背诵和记忆这些治症，是没有抓住这味中药治病的根本的。这个根本就是这味中药治病的机制，而这才是这味中药真正的功效。由于每一味中药治病的机制是具体的，甚至是唯一的，所以，我提出来，一味中药只有一个功效。这个道理其实同样适用于经方，桂枝汤其实也只有一个功效，这个功效就是桂枝汤应用的病机。那么，桂枝这一味药，自然也只有一个功效，其功效就是符合桂枝这味药应用的病机。

那么，问题是，桂枝这味药的功效究竟是什么呢？怎么确定桂枝这味药的功效呢？我提出来，中药的功效由气、味、质、部、特五个元素组成。

中药的功效由气、味、质、部、特组成

一味中药只有一个功效，不同的中药具有不同的功效。为什么不同的中药具有不同的功效呢？是因为每一味中药在气、味、质、部、特这五个方面有差异，所以产生了不同的功效。

我们仍旧以桂枝为例，桂枝是温性的、辛味的。辛辣的药物作用于人体，就能够调动人体的气血向上、向外升散。兼以桂枝是桂树的嫩枝，属于桂树的外部、表面，所以桂枝就擅长驱散人体在表之邪。

再比如石膏，石膏这味药质地很重，所以作用于人体以后，就能够调动人体的气血向下走。我们再看桂枝和石膏的区别，桂枝能够升散人体的邪气，石膏能够敛降人体的邪气，所以这两味药很有代表性，它们是通过升降这两种方式来影响人体，从而治疗疾病的。

我们再按照阴阳理论对中药进行梳理。《素问·至真要大论》云："五味阴阳之用何如？岐伯曰：辛甘发散为阳，酸苦涌泄为阴，咸味涌泄为阴，淡味渗泄为阳。"这里古人对中药的"味"按照阴阳理论进行了划分。即辛味药属于阳药，辛味药能够升散邪气，所以阳药就是能够升散邪气的一类药。淡味药也属于阳药，所以同样可以升散邪气，同样属于升法。酸、苦、咸味药属于阴药，苦味药能够敛降邪气，所以阴药就是属于降法。

需要注意的是，这里是以药物的"味"作为代表，对一味中药的全面认识，仍旧需要将气、味、质、部、特五个元素结合起来认识，才更加准确和客观。

结合我们刚才讲过的仲景阴阳脉法，我们只要号到左手的太过脉，这就提示应当用具有升散作用的方药来治疗，桂枝汤、葛根汤就属于此类；如果我们号到右手的太过脉，这就提示我们应当用敛降作用的方药来治疗，大黄黄连泻心汤、白虎汤就属于此类。

至此，我们基于阴阳理论就把中医的理法方药全部贯穿了起来，将中医的诊断和治疗全部贯穿了起来，这就是脉证经方学说。

讲到最后，大家可能感觉到学习脉证经方学说有一定的难度，觉得信息量有点大，是不是？实际上，大家只要处处把握阴阳理论，一切都是贯通的，都是一致的。脉证经方学说虽然道理很深刻，但却是多而不乱、井然有序，非常容易学习的。

最后，我希望在座的各位代表都能够做到像古人期望的那样，"明于阴阳，如惑之解，如醉之醒""明于阴阳，无与众谋""观其脉证，随证治之"。谢谢！

现场答疑

吴灿（主持人）：非常感谢陈建国老师精彩而深邃的讲座，我们再次以掌声感谢陈老师。大家都知道阴阳的理论，是吧？我们学中医都学阴阳，具体《黄帝内经》里面也讲得很清楚了。但是怎么把阴阳的理论用于临床、指导临床，陈建国老师这堂课给我们做了很精彩的讲座，内容特别丰富，希望我们下来再慢慢消化领悟。大家有没有什么问题，可以举手示意。

参会代表：尊敬的陈教授您好，我是第二次听您的讲座。我上次听了您的课，您的三部著作我已经拜读了好多遍了，确实在短短两个多月时间里，对我的临床促进非常大。

但是，我还是有一点点疑惑。比如我把到了这个人的脉，他右侧尺脉滑，提示阳盛，下焦有热，并且这个人有结石，这时候我们可能会选择猪苓汤清下焦热。这个患者我给他用了猪苓汤之后，他右尺脉滑的脉象一周之后下去了，但是患者的结石没有消。也就是说，我现在产生了疑惑，患者的脉发生了变化，但是实质性的病理并没有改变，我们接下来是该守方还是转方呢？这个节点应该怎么把握？这就是我的问题，谢谢！

陈建国：这个问题提得特别好。大家学了脉证经方以后，对这句话的感受会越来越深，那就是——难得糊涂。对于有些事情，我们糊涂着点还好，如果你知道了以后，你就陷入了新的烦恼当中。你一号到右尺脉太过，是吧？加上左脉不及，方证脉证都符合，我用猪苓汤了。结果症状缓解了，但是结石经常还是下不来，是不是？我要是不明白这个病机也就算了，不明白我再换个方子，反正我也不明白。正因为我明白了病机，并且非常清楚就该这么治，但是用完猪苓汤以后，这石头就是不下来。这个烦恼，随着大家学习的深入，后面都会遇到。

我们要解决这个问题，还是先有效，后治病。就是首先要考虑吻合病机、改善临床症状，之后再解决疾病、根除疾病。这是考虑的主次关系问题，临床中二者是紧密相关的。

针对这个患者是猪苓汤的病机，可以用猪苓汤治疗。进一步，它还是一个结石病，再考虑这个病究竟应该用哪一个药？就是在猪苓汤的基础上加哪一个药？用多大的量才能做到既把这个病机解开，还能把这个病治好，这是进一步要总结的内容。

比如，一个人老是口渴，你把口渴治好了，问渴吗？不渴了。其实可能还有糖尿病，血糖还高着呢。

脉证经方给大家提供了经方应用的方法，这属于示范，并不是所有的病吃了这几个方子几剂药就彻底好了。所以，这个技术如何在解决具体病种上制定具体方案，这只能是以后一个一个说了。谢谢！

参会代表： 陈老师说得非常好，讲得太好了！我去年10月份学了脉证经方课程，可以说，在老师的指导下，很好地运用到临床，确实效果非常好，短短的半年时间取得了很好的效果。

老师讲到10个病机，左边的脉可以把出阴盛、阴虚，右边的脉可以把出阳盛、阳虚。我在研究的时候就体会到，在临床上看到一些病很复杂。比如，有些患者左边寸部是不及脉，双关是太过脉，然后左边的尺部是不及脉，右边的寸部和尺部也是不及脉。也就是说，它既有阴盛的一面，又有阳盛的一面，又有阴虚的一面，又有阳虚的一面。也就是说，他这个情况超过了刚才讲的 10 个病机。因为我们发现有很多种组合，所以我对这个事情的理解有点困难。老师，谢谢！

陈建国：明白。他说的这种脉，就是一号脉，双关是太过脉，然后其他的脉都不及，是不是这样？咱们原来有个说法，你看只要它能出现太过脉，就是实证，实证就先治。要注意，除非你治完这个实证以后，你号到原来不及的那一部更虚了，这时候就提示要兼顾这个不及。

我举个例子，比如你用桂枝汤的时候，你号到左寸是太过，结果左尺又弱一些，这是正常的桂枝汤的脉证。但是，这个时候你摸着左尺是明显不及的话，左尺就可以补着点，比如加点百合地黄汤是可以的。因为你用桂枝汤往外一发散，就能伤阴，会导致左尺脉更弱。如果开始就号到左尺明显就是不及的，就可以一开始就用点养阴的方药补着点左尺。

这里的关键点，是领会桂枝汤的脉证中，左寸太过和左尺比较弱的关系。人体鼓舞阴津血到达体表上焦升散邪气，那么这些阴津血是从哪里来的呢？自然是从中焦和下焦调动过去的。因此，中焦对应的关部和下焦对应的尺部自然就会比平时弱一些，这是正常现象。这时的治疗仅仅是用桂枝汤解表即可，表邪一解，聚集到表的阴津血自然就回归中下焦，左尺脉自然就起来了。但是，如果左尺部开始就是有非常明显的不及，伴有左寸的太过，说明左尺的不及是由本来的下焦阴虚兼以左寸太过导致阴津血被调动走，这两个因素导致的。所以开始的治疗就应该在桂枝汤基础上，加上养护阴津血的药物。比如，医圣张仲景创立的新加汤就是这个意思，新加汤中的人参应当用北沙参更好，就是在解表的基础上加上养阴的药物。

如果是这种情况，双关是太过的，那么，双手的寸和尺自然就会比平时弱一些。这时候你先不要上来就把寸和尺定为不及，用药把双关的太过一解开，双手的寸和尺不会更弱，反而一般自然就起来了，所以自然是先治双关太过了。如果解完双关后，寸和尺还是弱，这时再补。

因此，临床中按照仲景阴阳脉法，脉证图一出来，那就是一个病机的阵法。这个阵法怎么破？要先理一理这个阵内部的关系，就清晰了。

此外，我给大家列出了 10 个阴阳盛衰的病机，这 10 个病机属于代表性的动态病机。面对纷繁复杂的具体疾病，实际的具体病机可能是多个组合，但都在这 10 个代表性病机的范围内。

参会代表：陈老师，我提的问题就是，每个脉象总要有一个标准脉象。仲景阴阳脉法理论的表述，怎样算作正常？有正常，才有异常，才能确定是有力无力的太过不及。还有一个问题，我看《仲景阴阳脉法》的书里面，也有脉象，像弦、紧、滑等，也用上了，这方面怎么把握？我提的主要问题还是什么是正常脉象？

陈建国：好，请坐。我先回答后一个问题。如果《仲景阴阳脉法》再版，这里边的弦、紧、滑、涩等脉象就不出现了。因为一下子出现一个特别新的东西，和大家平常学的东西跨度太大，我担心大家不好理解，所以书里边写了一点脉象。2020 年出版的《仲景阴阳脉法》，在面世两周后，就第一次印刷售罄了，所以出版社建议 2021 年就要再版。后边我说，再放几年后再出第二版吧。这是后一个问题。

第一个问题，这是仲景阴阳脉法学习班的同学最常提的一个问题。仲景阴阳脉法主要是号双手寸关尺的太过不及，那么，什么叫太过？超过正常叫太过；什么叫不及？低于正常叫不及。问题是，什么是正常呢？道理是，脉力和脉宽都正常，那就是正常，是不是？问题是，什么是正常的脉力？什么是正常的脉宽呢？大家想不想知道？（想！）想我也不能告诉大家。

为什么不告诉大家呢？因为，我告诉了大家也没用。比如，我告诉大家，正常的脉力是多少千帕，有用吗？大家也不可能拿一个设备来号脉。如果我们告诉大家正常的脉宽是多少毫米，咱不能号脉的时候一个手号脉，另一个手拿一个游标卡尺去量吧？真是那样的话，咱们看病也太慢了，大家将来求诊的患者一定会是越来越多。

那么，号太过不及，包括什么是正常的脉力和脉宽，不管是谁，早期心里也没有一个标准，怎么办呢？我告诉大家三个方法：

第一个方法，从今天开始，大家只要从双手寸关尺的脉力和脉宽的不同，这个角度来号脉，这样知常达变，很快就能号出太过不及和正常来。咱们脉法学习班上做过测试，最快是多少？最快号4个人就能号出来，第5个就号出太过不及了，就这么快。

第二个方法，先从典型的太过、不及来号脉。如果有一部脉一看就是一个大包，说明这一部的脉很宽，你再一摸脉，力也不弱，那就是典型的太过脉。如果你摸到有一部脉很弱，弱到都快摸不到了，那就是典型的不及脉。这样典型的摸得多了，不典型的也就能摸出来了。正常脉的这杆秤其实已经在自己心里了。

第三个方法，就是脉证合参。你摸到一部脉有点像太过，但是心里又没有把握，那就用症状核对确认一下，不及脉也是一样，这样反复核对，心里自然就有一把尺子了，后面再一号脉，就知道太过不及了。

好，这个时间差不多了，最后一个问题。

参会代表： 陈老师您好，我们在临床上面把特殊的脉象打下去以后，会发现他在脉象下面藏着有个小鼓包，您上次在上课的时候也提到，但是我不理解的就是，这个鼓包是不是也是长期的病变过程所形成的一个病理表现？在后续的治疗中需不需要也把它放到脉里面去考虑？

陈建国： 好，我知道了。是这样。临床当中，我们会发现刚才的同学说到的，有的患者脉上有一个大包。我问过这些患者，他们说原来没有这个鼓包，不知道哪天就有了，可见这可能是一个病理表现。临床当中我们还会发现，有一些患者的病好了以后，这个包就没了，这更加证实了这些脉上的鼓包和疾病的联系。临床当中，这种情况是很常见的，比如有一次，我看一个患者，他是双手寸关尺分别都有一个大包，一共6个包，经过治疗，最后这6个包就都下去了，症状也好了。大家经历的多了就会发现，这些脉上的鼓包就是疾病在脉上的具体表现。

有些专家可能会说，这些鼓包是血管畸形了，跟疾病没有什么关系，实际上可以说，这些鼓包就是脉的某一部特别宽大，这确实是一种畸形，但是，我们号到一个脉象是紧、弦，这不也是另外一种表现形式的畸形吗？我们号脉就是要号这些与正常脉的不同之处，甚至说，我们就是在号这些脉的"畸形"和不同，临床中如果把这些不同舍弃掉，那就相当程度上失去了号脉的意义。

针对这个具体问题，特殊的脉象经过治疗已经下去了，但鼓包还在，那存在的时候鼓包就是异常所在，还需要继续治疗。

谢谢！

吴灿（主持人）： 好，时间到了。我想最后用一句话来总结，老子的《道德经》里面有这么一句话，叫"有道无术，术尚可求也，有术无道，止于术"，今天陈老师给我们讲这堂课是在从道上给我们指明了方向，所以我们要从阴阳脉法、从阴阳理论上去深刻认识，去领悟陈老师给我们指导的道路，这样子才能在具体的每一招一式上去提高我们的临床。

好，我们今天陈老师的第一堂讲课就到此为止。

脉证经方

——中医研究的指南针

马骞

吴灿（主持人）： 我们今天上午的第二场讲座马上开始。本场讲座的主讲人是马骞老师。马老师是脉证经方学说讲师团的主要成员，同时担任中国中医药研究促进会中医药经典临床分会常务理事，曾任中国中医药信息分会妇幼健康分会常务理事。多年来，马老师致力于运作中医院及综合医院的学术共建、培训、带教工作，还积极投身于中医人工智能开发、临方制剂研究及供应等领域。

马老师为我们带来的讲座题目是《脉证经方——中医研究的指南针》，让我们以热烈的掌声欢迎马老师！

马骞：

尊敬的陈建国老师、刘观涛老师，各位与会专家：大家上午好！我于2020年开始跟随建国老师学习并运用脉证经方，在此，将这几年积累的一些运用经验与大家做一个简要分享。

在分享之前，先给大家讲一个故事。前不久，我专程前往重庆万州，拜访当地一位颇有名望的医生，人称"谢九味"。因为他用药基本不超过九味，我听闻后，认为他是经方领域的行家。他每天要接诊130多位患者，我特意前去与他交流，他有许多独到的见解。

当谈及小柴胡汤证时，他考问我："你如何理解小柴胡汤证里的口苦？"我当时一愣，心想口苦不就是嘴苦吗？即嘴巴里感觉发黏、发苦，有上火的症状。但他说并非如此，他告诉我，口苦指的是人体每一个开口的地方，也就是七窍，甚至包括下阴部位出现难受的感觉，这些都可称为口苦，且出现这一系列症状时，都可以用小柴胡汤来治疗。这对我而言，是一种全新的见解。

那么，他所说的到底对不对呢？后来，我运用脉证经方对这一说法进行验证，发现凡是符合小柴胡汤脉证特点，同时又伴有其他孔窍疾病的情况，确实可以应用小柴胡汤；而不符合小柴胡汤脉证特点的，治疗效果就不太确切。由此可见，许多临床经验是非常宝贵的，而有了脉证经方的指导，我们就能更好地研究和应用这些经验。

所以，今天我讲座的题目是"脉证经方——中医研究的指南针"。顾名思义，指南针的作用是确定方向，而我们在研究经典以及开展临床工作时，脉证经方就如同给我们指引方向的工具，能让我们少走弯路。

这几年学习脉证经方学说，我有以下几点心得体会，在此与大家分享：在遇到常见疾病时，能让我们处方用药的把握更加精准；遇到危重疾病时，内心不会慌乱；遇到多年顽疾时，不会心生畏惧；遇到复杂疾病时，头脑不会糊涂；对于典籍的理解，会更加深入透彻；在科研攻关方面，能让我们更加高效；在中医经验的传承与发扬上，确保不会出现断层。接下来，我将详细阐述。

一、常见疾病更精准

案例一（感冒）

大家想必都觉得感冒并非难治之症。这位患者是一名 4 岁的小女孩，症状为发热，体温高达 39.3℃，同时伴有咳嗽、食欲不振以及不喜活动的情况。若依据方证理论，"但见一证便是，不必悉具"，此情形不就符合"默默不欲饮食"这一症状吗？按照常规，似乎就要使用小柴胡汤或者小柴胡加石膏汤进行治疗。然而，我为这个孩子号脉后发现，其左手寸脉呈现出一种溢出腕横纹之上的溢脉，左寸与关部力量较大，而右手的右关力量最为突出，且脉象又弦又硬。

	溢脉 1	溢脉
寸	1	
关	1	2
尺		

鉴于这个孩子发热，右关太过意味着阳盛，因此我询问了其大便情况。得知孩子大便已有两天未解，今天早晨仅解出一点类似羊粪蛋的大便。由此可见，当患者肚子里存在干结的大便时，右手脉象就可能出现又弦又硬的状况。在诊出这样的脉证之后，我并未选用小柴胡汤。因为左寸太过与溢脉是桂枝汤的脉证特征，右关太过则是大黄、芍药证的脉证特征，结合孩子的症状表现，考虑应属于"大实痛者，桂枝加大黄汤主之"的情形，于是我选用了原方桂枝加大黄汤，处方：

桂枝 9g   白芍 6g   大黄 6g   生甘草 6g

大枣 6 枚   生姜 3 片

1 剂

由于患者是个孩子，我选用的药量为：大黄 6g，桂枝 9g，白芍 6g。

孩子服用 1 剂药后，当晚就解出了大便，并且体温也随之退去。到了第二天早晨，孩子已经恢复活泼，活蹦乱跳了。

由此可见，掌握脉证之后，其首要功效便是能让我们在治疗常见疾病时，选方用药更加精准。当患者因常见疾病前来就医，我们治疗的速度必须要快。毕竟患者不会给予我们过多时间，倘若患者服用 3 剂乃至 5 剂药后仍未退热，必然不会再找我们继续诊治，大家说是不是这个道理？

案例二（头痛）

接下来，我再给大家举一个常见疾病的例子——头痛。患者为一名 33 岁女性，多年来深受剧烈头痛困扰。她在办公室工作时，几乎每天下午都会发作头痛，同时伴有肩颈酸痛、时常腹泻、眼眶时有疼痛以及睡眠质量差等症状。

我诊脉后发现，其左手大鱼际上有一个搏动明显的大包。依据脉证经方的理论，这一特征提示病机为阴盛。该患者左寸脉虽然力量较大，但脉管细且呈拘急状态，其脉象力量有时较强，有时则稍弱。

	溢脉 1	溢脉
寸	0.5	
关		
尺		

根据这样的脉证，提示病机可能还兼有血虚。病机是阴盛加血虚，处方当归四逆加吴茱萸生姜汤：

| 当归 9g | 桂枝 9g | 通草 6g | 细辛 3g |
| 甘草 6g | 白芍 12g | 生姜 24g | 吴茱萸 30g |

大枣 10 枚

15 剂

鉴于患者左手大鱼际上面左寸脉力量极强，综合各方面因素考量，我选用 30g 吴茱萸以增强散邪之力。患者服用 15 剂药后反馈，头痛症状几乎痊愈。之后，改用吴茱萸汤继续服用，头痛未再复发。

我在仔细询问患者发病原因后了解到，患者曾在牛奶市场工作，在过去的十几年间，每日饮用牛奶多达五六罐。由于牛奶性寒，大量水饮停蓄于中焦，人体正气为了升散水邪，向上攻冲头顶清窍，从而引发头痛。据此，我嘱咐患者停止饮用牛奶，否则头痛仍有可能复发。

案例三（头痛）

该患者为一名38岁女性，来自重庆，在此提及她的籍贯，是因为地域因素可能与病情相关。重庆人多喜食辛辣，而她患有枕后疼痛多年，每当天气变冷，疼痛便会加重，严重影响睡眠，常常需要服用布洛芬来止痛。

根据她的症状描述，我的第一反应认为可能是吴茱萸汤证、桂枝汤证或者葛根汤证。然而，诊脉后发现并非如此，其脉证情况如下：左寸脉正常，甚至略显不及。若为葛根汤证，左寸脉必定是太过脉，而该患者左关和左尺脉均为不及脉，这表明其病机并非阴盛，而是阴虚。

接着诊右手脉，发现腕横纹上有明显的溢脉，右关脉力量最大，右尺脉为太过脉。这些脉象提示患者的病机为阳盛阴虚，且问题主要出在中下焦。

	溢脉	溢脉 0.5
寸		
关	−0.5	1
尺	−0.5	0.5

进一步问诊了解到，患者小便频数，1小时左右就要排尿1次，白天排尿次数可达十几次；大便干结难下，3～4天排便1次，有时甚至需要通过摇呼啦圈、跳绳等方式才能勉强解出一点。根据患者大便难下、小便频数的症状，结合脉象特征，确定其为"脾约"证，遂处方麻子仁丸：

火麻仁30g   白芍20g   枳壳20g   大黄10g

杏仁10g   厚朴15g

7剂

患者服用 7 剂药后，头痛症状痊愈，且未再复发，小便已恢复正常。不过，大便仍需 2～3 天排泄 1 次，这或许与她的饮食习惯有关。

后来患者告知，此前她隔三岔五就会头痛，头痛发作时难以入睡，一旦头痛就服用布洛芬，家中大概储备了 10 来盒布洛芬，常年如此。

我们知道，布洛芬属于解热镇痛药，其针对的病机多为阳盛，服用后会促使汗出，而汗出过多则会损伤阴液。所以，该患者很可能是由于常年服用布洛芬治疗头痛，进而形成了阴虚的病机，反映在脉象上就是左手出现不及脉。由此，我对张锡纯先生深感钦佩，他是首位对西药进行中医药理阐释的人。

二、危重疾病心不慌

案例（慢性阻塞性肺疾病）

这位患者是我一位朋友的父亲，男性，72 岁，内蒙古人，患有慢性阻塞性肺疾病多年。当时，患者咳痰困难，血氧饱和度仅 40%，正在重症监护室住院，病情极为危重。面对这样的重症患者，大家心里想必都会有所紧张，遇到这种情况该如何应对呢？我到了之后，依旧先为患者进行诊脉，结果发现其左手脉整体力量极大，连溢脉的力量也很强，其中力量最大的竟是左尺脉，这提示患者的病机为阴盛。

	溢脉 1	溢脉 0.5
寸	1	
关	1	0.5
尺	1.5	−1

通过进一步问诊得知，患者手脚冰凉的症状已持续几十年，即便将手脚放在被子里也无法缓解，而且胸口还会出冷汗，摸上去冰凉刺骨，这种症状数十年来从未改善。

那么，究竟是什么原因导致了阴盛呢？患者自述年轻时在内蒙古的冰河之中掏沙子，之后便出现了双脚冰凉的症状。因此，我们推测这位患者形成慢性阻塞性肺疾病的原因，有可能是下焦感受寒气，寒邪从足底逐渐向上侵袭，冰冻至肺部，寒邪凝滞于肺，使得肺的宣降功能受限，从而导致咳痰不出。综合各方面因素考虑，依据患者的脉象与症状，我为其开具了桂枝去芍药加麻黄附子细辛汤：

桂枝 10g	生姜 10g	大枣 10g	生甘草 6g
细辛 3g	麻黄 6g	葛根 25g	黑附子 10g（先煎）

15 剂

患者服药后，其老伴微信反馈："告诉你一个好消息，他咳出了很多痰，上半身已经感觉温暖了，只是下半身还有冷感，血氧基本上能控制在 90% 以上。"一星期后，患者顺利出院。

我们查阅《伤寒论》原文，桂枝去芍药加麻黄附子细辛汤的方证条文描述为"心下坚，大如盘"。有趣的是，枳术丸也可治疗同样的症状，二者条文基本一致。

那么，在临床实践中该如何区分使用这两张方子呢？运用脉证经方学说的理论，我们可以得知，枳术丸的作用是向下降泄水饮，而桂枝去芍药加麻黄附子细辛汤的作用方向则是向上升散水饮，并且其脉证特征表现为左手出现太过脉。

由此可见，当遇到急危重症，我们一时没有明确的治疗思路时，脉证经方能够为我们提供清晰的指引，让我们在临证时内心保持镇定，不致慌乱。

三、多年顽疾不畏惧

案例（久咳）

该患者是我同学的母亲，一位 68 岁的老太太，已持续咳嗽 3 年，虽经多方治疗但始终未愈，且进行了多种检查后均未见异常。当时正值疫情刚刚结束，我起初以为按照新冠相关咳嗽的治疗方法即可。

我为其诊脉后发现：患者双手关脉太过，右手有溢脉，且右手寸脉力量大于左手。双关太过伴双侧溢脉，此即为柴胡加龙骨牡蛎汤证的脉证特征。

	溢脉 0.5	溢脉 1
寸		1
关	1	1
尺		

诊脉前，我先不让患者说话，仅大概知晓其症状为咳嗽。号完脉之后，这也是一个临床技巧，我依据号出的脉证来询问患者的症状：是否咳嗽，胸腔两侧有无掣痛，白天小便是否短少，夜间起夜次数，以及是否失眠。

当我询问其脾气是否急躁时，她老伴在里屋大声回应道："躁！脾气大得很！"这完全符合"伤寒八九日，下之，胸满烦惊，小便不利，谵语，一身尽重，不可转侧者，柴胡加龙骨牡蛎汤主之"的条文描述。所以，我为患者开具了柴胡加龙骨牡蛎汤：

北柴胡 24g　　黄芩 10g　　　桂枝 6g　　　茯苓 10g

生龙骨 15g　　党参 6g　　　煅牡蛎 15g　　生磁石 10g（先煎）

清半夏 10g　　生姜 3 片　　　大枣 6 枚　　大黄 6g（后下，煮 1 分钟）

15 剂

服用 5 剂后患者反馈胃中泛酸严重，影响睡眠，询问后得知患者使用新疆狗头枣大者 6 枚，遂嘱患者将大枣减至 1 枚，胃中泛酸消失，继服 10 剂，患者咳嗽已愈，多年顽疾痊愈。

四、复杂疾病不糊涂

案例一（帕金森）

该患者是上文那位久咳患者的老伴，69 岁。他见我为其妻子看病，觉得我医术尚可，便也让我为他诊治。老先生一走到我面前，我便有些吃惊。看他的走路姿势，我便询问他是否患有帕金森，老先生表示已确诊帕金森综合征 6 年。

这是一种复杂的疾病，即便对于西医学而言，也是极难攻克的病症。我不敢妄言能够治愈，当时也只是抱着尝试的心态。患者自述双腿无力，双下肢肿胀，大便干结，需要借助开塞露才能通便。老先生坐在离我有一段距离的位置，还戴着口罩，但仍能闻到他口气臭秽，味道十分浓重。我为其诊脉后发现：其双关脉太过的情况十分明显，右尺脉也较为有力。

	溢脉	溢脉
寸		
关	1	1.5
尺		

处方大柴胡汤合芍药甘草汤：

北柴胡 24g　　黄芩 12g　　　白芍 12g　　　枳实 15g

清半夏 9g　　　大黄 6g　　　生姜 5 片　　　大枣 6 枚

生甘草 6g

30 剂

患者反馈：服用药物 7 天后，大便通畅，不再需要借助开塞露辅助排便；服用 30 天后，下肢水肿消失，双腿变得有力，走路时明显感觉比服药前轻快，活动能力大幅增强，以往只能缓慢挪动。

当时我分析认为：患者出现思维不如从前敏捷、腿脚行动不便的情况，是由于中焦存在邪气。人体为了抵御邪气，会调集气血汇聚于中焦，并试图通过向下的通道排出邪气，这就致使上焦和下焦的气血相对不足。上焦气血不足，便会导致反应迟钝；下焦气血不足，则会造成腿脚不利索、行动困难。所以，只要解除中焦的邪气，气血自然会回归正常分布，相应症状也就会得到缓解。

虽然帕金森综合征是复杂难治的疾病，没有人敢断言能够将其治愈，但在临床实践中遇到这类疾病时，我们首先可以尝试改善患者的症状，促使疾病朝着好的方向发展。借助脉证经方的指引，我们便有了探索的依据和方向。通过逐步深入摸索，未来极有可能整理出针对这类疾病的一整套诊疗方案。

案例二（踝关节积液、视网膜脱落）

再来看一个复杂疾病的案例。该患者是我学习脉证经方后治疗的第一位患者，当时对脉证经方的运用还不够熟练，在治疗过程中有诸多需要思考之处。

患者为女性，35 岁，右脚踝关节存在积液，已经卧床 1 个多月，接受中医治疗后未见明显改善。此外，患者还伴有胃脘不适、腰椎疼痛、颈椎病、眼睛胀痛，并且有视网膜脱落病史。诊脉后发现：左寸脉太过，溢脉明显，左关脉略大，左尺脉沉；右手寸、关脉太过，但力量不及左手脉。

	溢脉 1.5	溢脉
寸	2	
关		
尺		

当时依据患者脉证，我考虑先解决患者左脉的问题，处方葛根汤：

葛根 30g　　　麻黄 9g　　　　桂枝 9g　　　　　白芍 12g

生甘草 6g　　　生姜 6 片　　　大枣 3 枚

3 剂

患者服用葛根汤两天后，在第二天晚上便能下地活动，颈椎和腰椎的不适症状也得到了极大缓解，但眼睛胀痛却有所加重，还出现了畏光流泪的症状。进行二诊时诊脉发现：患者左手脉仍有溢脉，但力量已明显减弱，此时右手溢脉的力量大于左寸溢脉。我随即询问患者眼睛的情况，患者表示自己有 1000 度近视，以前在警校跑步时曾发生过视网膜脱落。

	溢脉 1	溢脉 1.5
寸		
关		
尺		

我根据此时脉证特点，处方越婢加半夏汤：

麻黄 15g　　　生石膏 45g　　　清半夏 12g　　　生甘草 6g

生姜 6 片　　　大枣 6 枚

2 剂

患者服用 1 剂药后反馈，小便次数明显增多，双目有清凉之感。再服用 1 剂，眼睛胀痛消失。

在这个案例中，陈建国老师的《神农升降药法》给了我很大启发。其中提到"咳而上气，此为肺胀，其人喘，目如脱状"，患者自觉目如欲脱，这不正符合"目如脱状"的描述吗？患者体内本身有热邪，热邪蒸腾水气上涌，同时外部又有寒邪束缚，导致水气凝聚在眼部，进而引发眼睛胀痛。

越婢汤，有"越脾"之意，其中麻黄辛散，可解除寒邪，石膏性寒，能降泄水气,通过越过脾胃的方式,将水气通过小便排出体外,所以患者服药后小便增多,双目清凉。石膏质地沉重,入胃后沉降向下,那么如何将石膏的作用调整到肺呢?用 9g 麻黄可将石膏的作用引入上焦,若再想往上提升,用 15g 麻黄就能将石膏的作用引至头面,作用于眼部。这便是运用脉证经方学说治疗复杂多病机疾病的一种处理方法。

五、典籍理解更深刻

案例一(痔疮出血)

这个案例的患者是我的一位同事,36 岁,山西人,后来调动到西南地区工作。到了当地后,由于顿顿饮食中都有大量辣椒,食用过多辣椒后,他的痔疮发作,出现了痔疮下血的症状。出血颜色鲜红,出血量较大,他描述的情况十分吓人,蹲下后整个马桶里全是红色的血,看到这样的出血量,人都快晕过去了。

发作时,患者下腹部疼痛,疼痛位置在肚脐以下,大概是膀胱的位置,且前列腺有钙化现象。诊脉后发现:左手呈现太过脉,有溢脉,重点是右手关、尺脉力量很大。

	溢脉 0.5	溢脉
寸	0.5	
关	0.5	1
尺		1

根据脉证,我当时在想是该用桃核承气汤还是桂枝茯苓丸呢?经过考虑,我选用了桂枝茯苓丸:

桂枝 10g   茯苓 10g   牡丹皮 15g   赤芍 10g

桃仁 10g　　　　酒大黄 6g

10 剂

我这位同事也是从事中药工作的，他问我："你怎么给我开一个女人吃的方？"我回答道："谁说男的就不能吃桂枝茯苓丸之类的方剂了呢？我们看条文里面有'妇人宿有癥病，经断未及三月，而得漏下不止'的记载，'漏下不止'这个症状难道只能是崩漏吗？痔疮出血不止难道不能算'漏下不止'吗？同时，下腹部疼痛难道一定是痛经吗？男的也可以出现下腹部疼痛，这是不是也属于少腹痛，是不是也算是'为癥痼害'呢？并且有前列腺的问题，这也是下焦的问题。"基于这些考虑，我就给他开了桂枝茯苓丸，并加了酒大黄 6g。

患者服用 10 剂后，痔疮虽然仍存在，但发作频率降低，发作时仅有少量出血，没有再出现大量下血如注的情况，腹痛症状也消失了。这体现了对条文理解的重要性。

案例二（鼻炎）

我们再来看一个关于典籍理解的案例。患者是一位来自广东的男同事，28 岁，过敏性鼻炎反复发作，双侧鼻塞并伴有太阳穴处头痛，曾服用过小青龙汤。从患者的症状来看，服用小青龙汤似乎是合理的，然而，实际效果却不佳。

当时我为其诊脉，发现：双寸脉溢脉明显，且力量最大，右手溢脉力量非常大，右手溢脉略大于左手，寸关皆有力。

	溢脉 1.5	溢脉 2
寸	1	1
关	0.5	1.5
尺		

这是越婢加半夏汤的脉证，所以我给他处方越婢加半夏汤：

麻黄 15g   生石膏 45g   清半夏 12g   生甘草 6g

大枣 6 枚   生姜 6 大片

1 剂

随后，患者反馈说："马老师，您的方子实在太棒了！吃了 1 剂药，现在鼻子非常通畅。"他有个叔叔，是当地的经方名家，其叔叔看过我的方子后称赞道："哇！这是经方中的高手啊，辨证辨得太准了！"其实我并非什么高手，只是个初学者。

所以，我们再看典籍中的记载："咳而上气，此为肺胀，其人喘。"对于"喘"的理解，我思考着，什么叫喘？鼻子不通气，也可能是一种喘的表现。虽然该方子的条文里没有提及可以治疗鼻炎或者其他鼻鼽之类的病症，但是患者张嘴大口呼吸的状态，这不就是喘吗？因此，当我们回过头重新审视条文时，可能会有新的发现，即可以把鼻炎也当作喘证来治疗。

案例三（阳痿早泄）

患者为男性，38 岁，患有阳痿早泄，睡眠质量欠佳，胃口也不好。此前的处方一直都是补肾的药物，如巴戟天、锁阳、肉苁蓉和菟丝子这类，常规治疗此类病症可能会用到这些药物组成的方子，但患者的病情却不见好转。这是我们当地传承基地学员接诊的患者，学员诊完脉后描述：两寸脉溢脉突出，像两个大包，双关脉的力量也非常大。

	溢脉 1.5	溢脉 1.5
寸		
关	2	2
尺		

学员问我怎么处方，我说不要再补了，大胆地用大柴胡汤，加了龙胆草和桑叶：

北柴胡 24g	黄芩 12g	生大黄 9g	枳壳 15g
清半夏 12g	白芍 9g	生姜 3 片	大枣 1 枚
龙胆草 10g	桑叶 10g		

14 剂

学员开了几剂药给患者服用后，效果不佳。我询问其处方情况，看到用的是醋柴胡，便让学员赶紧换成北柴胡。患者服用 14 剂后反馈，阳痿症状已经有所好转，勃起时间从原来的两分钟延长至现在的十几分钟，然而早泄问题仍未得到明显改善。

我与一位北京中医药大学的博士朋友探讨这个病例时提到，大柴胡汤并非补肾之方，却也能治疗阳痿早泄。这位博士朋友表示，这涉及"龙雷之火"的概念。

于是，我开始思考典籍中"龙雷之火"这一概念该如何理解。龙火即坎火，也就是肾火，按照以往老师的解释，阴虚导致肾阳外浮，形成虚火；而雷属东方震卦，雷火指的是肝木，所以"龙雷之火"可能是肝火与肾阳共同作用的一种状态。

接着，我查阅历代医家对"龙雷之火"的论述：张景岳认为龙雷之火是阳虚之火；喻嘉言称"阴邪旺一分，龙雷火高一分"；郑钦安说"阴盛一分，浮阳外扰一分"；莫枚士认为是湿热；唐容川则说是阴虚之火……各家观点不一，没有定论。

那么，我们该如何理解这一概念呢？

依据脉证经方理论，我逐渐明晰，如果患者真的是有"龙雷之火"的情况，其脉象应为双关太过。这恰恰印证了喻嘉言的观点，阴邪旺盛一分，龙雷火就会升高一分。双关太过，意味着阴盛与阳盛并存，不正是"龙雷之火"所述的状态吗？

六、科研攻关更高效

最后，我想谈谈中医科研方面的观点。

大家是否察觉到，中医开展科研并取得成果极为困难。所得到的结果，要么西医不予认可，要么连中医自身都难以认同。

例如，在一项治疗胃炎的科研项目中，选取两个方剂进行分组研究，一组针对虚证，采用理中汤治疗；一组针对实证，采用泻心汤治疗。

然而，在诊断环节就出现了问题。该项目设立了 50 个分中心，每个分中心却各自采用不同的诊断方法。有的依据自己老师教授的方法诊断为虚证，有的则按其老师所教诊断为实证。

如此一来，诊断结果混乱，虚证被误诊为实证，导致入组错误。在这样的情况下，最终得出的结论又怎能可靠呢？这是中医科研面临的最大问题之一，即缺乏统一的诊断标准。

倘若我们将脉证经方作为指引，规定只有出现理中汤对应的脉证时，才使用理中汤进行治疗，这难道不会大大提高科研的精准性吗？

另一个问题是对照方面。曾有一项试验研究温经汤对痛经的疗效，对照组使用覆盆子。结果却发现，对照组的有效率反而更高。这表明什么呢？说明所选取的病例可能并非温经汤的适应证，而有可能是桂枝茯苓丸的适应证。在这种情况下，使用温经汤治疗又怎么会有效果呢？所以，若没有脉证经方这一指南针的指导，中医科研就容易出现诸多问题。

七、传承发展不断层

脉证经方学说还有一个重要的功能，是什么呢？我们最担心的是从老师那里继承来的知识和经验，三代之后越传越窄，甚至失传，这是非常麻烦的事情。而有了脉证经方学说的加持，传承会变得更容易。

我遇到过这样一个情况，有一位老先生传下来一个方子，老先生大概在21世纪初就已经仙逝了，这个方子是治疗小儿多动症的经验方。老先生的徒弟说："我们老师当年用这个方子，疗效很好，一治一个准，可我用它，有效率只有40%，我好像没琢磨透。"我说："咱们来研究一下这个方子的适用时机，看看老先生当年是怎么考虑的，咱们逆推回去。"

石决明 10g	煅青礞石 10g	石菖蒲 10g	制远志 10g
郁金 6g	姜厚朴 6g	枳实 10g	知母 10g
白芍 10g	牡丹皮 6g	钩藤 10g	清半夏 10g
醋龟甲 10g			

我们来看这个方子：石决明、青礞石、石菖蒲、厚朴、枳实、知母、白芍、牡丹皮、醋龟甲，这些药物具有下降作用的居多，可以认为这个方子是用于治疗阴虚火旺型的多动症。醋龟甲和白芍，对应可能出现左手尺脉不及、右手脉太过、肝阳上亢的情况，此时孩子就会表现出多动症状。

按照这样的脉象，再使用老先生的经验方，看看效果如何。徒弟说，现在照着这样的脉去用，有效率马上就提高了，可以达到百分之八九十。

所以说脉证经方还有一个意义，在我们重新整理已故老专家的思想经验时，脉证经方学说可以起到补充作用，各个学派的经验都可以加上脉证经方的这套诊断方法，使治疗的有效率进一步提高，让我们对老师传承下来的经验理解得更加清晰，这样我们的传承工作就越来越有希望了。

今天我跟大家分享的内容就是这些，谢谢大家。

吴灿（主持人）：非常感谢马老师精彩且专业的讲座。马老师通过总共这11个病案，给我们展示了经方在治疗常见病、疑难病方面的优势，特别是在脉证经方的指导下取得了显著的疗效。在此，也祝愿我们在座的各位都能掌握脉证经方学说这个"指南针"，临证之时不会迷失方向。今天上午的讲座到此结束。

庖丁解牛

——脉证经方指导治疗银屑病的若干体会

廖列辉

刘志国（主持人）：下面有请广东省中医医院的廖列辉主任上台演讲。廖主任是广东省中医医院皮肤科教授、主任医师，广州固生堂皮肤病纯中医治疗研究中心学术带头人，致力于运用传统经方纯中医、非激素药物、非生物制剂治疗各种皮肤病及高血压、糖尿病、脑血管意外、风湿免疫系统等疾病。

我曾经听廖主任讲过关于皮肤病的一些问题，有很独到的见解，让我了解到有些皮肤病不一定是患者自身的问题，有可能是患者接触了某些东西而引发了某种皮肤病。下面有请廖列辉主任上台讲解。

廖列辉：

谢谢刘志国主任的夸赞。我有时会发表一些不同观点，比如，我是不太赞成凡事都搞中西医结合。我常跟人讲：谈什么中西医结合？你去香港看看，我们中医要是跟患者聊西医，会有什么后果？会被吊销医师资格证！还谈中西医结合吗？

谈来谈去，基本上都是我们中医说要跟西医结合，我们可曾见过有一家西医院主动要来和中医结合？但是刘志国主任让我改变了这种看法。刘主任是西医科班出身，研究生读的也是西医，然而现在他的中医水平堪称炉火纯青。所以，明天下午刘主任的课，大家一定要洗耳恭听。

昨天晚上，我与各位老师一同用餐时提到，我每年都会安排两次旅行。

2012年，我曾到河南旅游。当时讨论行程时，同行的伙伴问我："你是学中医的，要不要去仲景先师那里拜一拜？"我当时回应道："以我现在的业务水平，你觉得我像个中医医生吗？"所以，那时我确实没有勇气前往仲景先师的故里。经过这些年的努力，尤其是在脉证经方的加持下，今天我终于鼓起勇气，来到南阳仲景故里，能够叩拜仲景先师，我深感荣幸与开心。

在此，我冒昧地代表在座的各位同仁，向脉证经方的挖掘者、创始人陈建国老师表示衷心的感谢。倘若没有脉证经方，我定然没有底气跟患者讲，我这里治病不准用西药！正是因为有陈老师的悉心教导，加之我们自身的努力，才使自己的中医知识得以逐步提升，我想这也是陈老师所期望看到的。

好，闲话休提，我们进入正题，《庖丁解牛——脉证经方指导治疗银屑病的若干体会》，这是我要讲的题目。

陈老师讲过，当我们掌握了一定知识后，就要开始攻坚克难，针对一些重症、难治之症入手。那么，银屑病是一种怎样的疾病呢？

我们来看广州《南方都市报》的一则报道。当时报道提到，该病在秋冬季节最易发病或加重，还结合了一个病例，说有个人花费5万多元治疗此病，结果不但没治好，病情反而愈发严重。

于是，记者前去采访某位皮肤科教授。这位教授在我国皮肤科领域，尤其是银屑病领域，堪称权威，位居前列。记者采访时，教授表示："银屑病目前尚无根治方法，那些所谓的'基因疗法''纯中医中药疗法''根治，永不复发疗法'等，皆是无稽之谈。"这便是教授给出的结论。

倘若说这位教授的结论只是一家之言，我们再看国内最权威的《中国银屑病诊疗指南（2023年版）》，其也给出了同样的结论：目前银屑病是不可根治性疾病。那么，我们目前针对银屑病进行治疗的目的是什么呢？仅仅是为了控制病情、减少共病、维持长期疗效、全面提升患者生活质量。可以说，这与糖尿病、高血压的治疗情况差不多，也就是通过药物控制，让患者生活得更好、更舒适一些，这就是目前银屑病的治疗现状。

在《中国银屑病诊疗指南（2023年版）》中，虽然并未将中医治疗排除在外，但全书洋洋洒洒几万字，仅用403个字阐述了中医治疗，所以我当时看后，觉得真是"言简意赅"了。所以在治疗指南里，中医所占篇幅极小，这种情况是因为我们中医自身力量不足，即所谓"人微言轻"吗？接着看，2004年，世界银屑病日正式确立，是由欧洲最大的一家生物科技公司确立的。这并非好事，但凡设立某某疾病日的，往往不都是难治之症吗？

说了这么多，我们作为一线临床大夫，面对患者时，往往会遭遇三个灵魂拷问。其一，患者会问："大夫，这病能治好吗？西医权威专家说，不要轻易相信能治愈，除非遇到骗子。"

其二，患者会问："为什么我发病时皮疹只有丁点儿大小、钱币大小，经过正规治疗后反而越来越严重，控制不住了呢？我都是在正规医院看的啊！"的确，以往很多时候，无论是教科书还是文献，都称患者因误治、失治、乱治，或是在一些不正规的黑诊所治疗，导致病情愈发严重。但目前这种情况基本已不存在。因为在我国，非法行医现象基本绝迹了，那为何还会出现这种状况呢？

其三，患者会问："不是说中医是伟大的宝库吗？难道你们就没有一点办法吗？"这些质问句句直戳心窝。

有一天，来了一个小男孩，我给大家讲讲这个患者的故事。那天我正在看诊，突然听到外面有个女孩子大哭起来，我便让学生出去看看是怎么回事。原来是我一位在广东实验中学当老师的朋友，带她女儿来找我看病。在诊室门口，她们看到了一个等待诊治的患病小孩，那小孩的皮肤病十分严重，很多患者见了都觉得惊悚。我朋友的小女孩没见过这样的场景，所以吓得哇哇大哭。于是，我马上安排她俩插队，让她们尽快完成诊疗。

2021年3月2日，我发了这样一条朋友圈："见贤思齐，大年二十九开始，一口气看完4本中医名家的书，收获颇丰。遗憾的是，书中在谈及皮肤病时，作者们都颇为困扰，应对之法有限。我一直极为崇拜的一位名家还坦言，自己多年的牛皮癣久治不愈。为这些实事求是的中医人点赞，也更觉中医治疗皮肤病之路任重道远。"这是 3 年多前我发在微信朋友圈的内容。这位名家，大家可能都很熟悉。据我所知，有几位皮肤科领域的权威人士，他们自己就患有皮肤病，却未能治愈自己。

所以，我们得先了解一下这个病。银屑病，也就是牛皮癣，到底是怎么回事？我们先把这个问题提出来。这个病究竟是怎么一回事呢？从定义来看，中医学将其称为白疕，这是一种慢性复发性皮肤病，以皮肤干燥、有白色皮屑且奇痒难忍为特征，又被称作干癣、松皮癣，相当于西医所说的银屑病，旧称牛皮癣。

在这里要注意，老百姓平常所说的牛皮癣，实际上指两种病症，一种是我们今天会议所讲的银屑病，另一种是神经性皮炎。所以，大家以后帮人看牛皮癣时，首先要弄清楚看的是神经性皮炎还是银屑病，这个问题大家务必清楚。

那么这种病有什么特点呢？它有三个特点：第一个是蜡滴现象，第二个是薄膜现象，第三个是点状出血征。

银屑病病程漫长，具有反复发作、时轻时重、不易根治的特点。在我们行业内有这样一种说法："内不治喘，外不治癣。"意思是，即便你是皮肤科的资深医生，声称自己医术高明，那也不妨试着治疗几个牛皮癣患者看看。很多人一生声名显赫，却可能在这个病症上遭遇滑铁卢。

我们先详细说说蜡滴现象。大家观察皮疹，如果用棉签或者小刀去刮它，会如同刮蜡烛一般，能刮下一层又一层多层银白色鳞屑，我们将这种现象称为蜡滴现象。

当多层白色鳞屑被慢慢刮除后，接下来会看到一层淡红色、发光的半透明薄膜，这就是薄膜现象。倘若我们稍微用力刮一刮，就会看到许多小出血点，这种情况被称作筛状出血，也叫点状出血。

所以，大多数银屑病基本具备这三联征，即蜡滴现象、薄膜现象以及点状出血征。

那么，我们的先辈是如何认识这个病的呢？这里有关于病因病机的描述，内容较多，我就不详细展开了，简单总结一下。银屑病总的病机为营血亏虚、血热内蕴、化燥生风、肌肤失养，这是我们教科书上所写的。从这个角度来看，该如何治疗银屑病呢？营血亏虚就补营血，血热内蕴就清热凉血，化燥生风就润燥止痒，看起来是不是很简单？可为什么这个病又如此难治呢？我们接着往下讲。

接下来，了解一下西医对于这个病的病因和发病机制的观点。西医主要认为其与遗传因素、气候环境、感染、外伤、内分泌、精神因素、药物等相关。在此，我着重强调一下感染因素。在座的很多医院都在开展贴灸项目，我就接诊过一些因贴灸而在贴敷处出现银屑病的案例。这并非贴灸本身有问题，而是有些患者认为贴的时间长一些效果会更好，便有意无意地多贴了几个小时，结果起了水泡，一段时间后，贴敷处就出现了银屑病。所以，大家日后开展这类工作时，一定要警惕类似情况的发生。我遇到的几例患者都是非常漂亮的女孩，至于这之间是否存在某种关联，我还真不太清楚，毕竟我个人统计的病例数量有限。

还有精神方面的因素。我曾经接诊过一位企业老板，患上了银屑病，四处辗转于各大医院求治。到我这里就诊时，他的病情已经十分严重。所以，上述这些因素，大家还是需要熟悉了解的。

接下来我们看看银屑病的一些临床分型。银屑病分为 4 种类型，即寻常型、关节型、脓疱型、红皮病型，其中寻常型最为常见。鉴于今天到会的人员并非都来自皮肤专业领域，作为知识普及，我会把这个课件讲解得稍微详细一些。

寻常型银屑病有什么特点呢？其边界清晰，在急性期，鳞屑损害相对较少，而在慢性期，鳞屑损害则较多。皮疹可不断扩大或增多，表现形式有点滴状、钱币状、地图状、环状，还有牡蛎壳状等。皮疹像绿豆大小、黄豆大小，肉眼乍看有点像毛囊炎，但仔细观察，还是能看到有一些鳞屑，这种就是点滴状的。皮疹像铜钱硬币模样的，就是钱币状的。这些皮疹在我们皮肤科门诊较为常见，好发部位在四肢伸侧、躯干等。头皮部的银屑病，能看到有银白色的斑块，还有束状发，头发是一束一束的，但无论怎样变化，都没有离开炎症红斑鳞屑这个最基本的皮疹特点。

还有指甲的表现，这种指甲呈现点状凹陷，也有些被称为顶针状改变。这种指甲很容易被普通老百姓或者其他科室的大夫误认为是甲癣，实际上这并非甲癣，我们称之为银屑病甲。另外，这类皮疹更容易被误诊为甲癣了。

说实话，如果有患者前来找我看诊，询问这是什么病症，仅看这几个指甲，确实很难判断是银屑病还是甲真菌病。如果大家并非从事这个专业，该怎么办呢？当然可以让患者去找皮肤科大夫确诊。

还有一个比较简单的窍门，就是询问病史。假如是灰指甲，也就是甲真菌病，作为一种感染性疾病，往往是先从一个指甲开始发病，然后经过很长时间才会波及其他指甲。而银屑病甲往往一开始就有几个指甲同时受累，这是最简单的一种鉴别方法。当然，这只是相对而言，最终患者还是需要做真菌学检查。

当然，也存在一些银屑病与真菌同时合并感染的情况。因为很多银屑病的治疗会使用免疫抑制剂，当大量使用免疫抑制剂时，往往会诱发真菌感染，所以两者并存是有可能的。

除了指甲的异常，还有其他部位的皮疹有助于我们诊断这个病。这类皮疹也经常被误诊为甲癣，有些医生往往会下两个诊断，第一个是银屑病，第二个是甲癣。其实这两者有时候是同一回事。我自己年轻时也犯过同样的错误，这并不奇怪。银屑病还可能出现在外阴部位，这种情况会让患者感到十分尴尬。另外，还有更严重的情况，患者用药如果有刺激性，会引发接触性皮炎。

此外，这个病具有一定的季节性，冬季病情加重，夏季有所好转，所以海南省成了很多银屑病患者向往的地方。曾经有一年报道过这样一则消息，在海南大东海沙滩上，大批银屑患者在那里晒日光浴，看似在享受阳光、沙滩、海浪，实际上主要是因为银屑病在冬天加重，他们从大西北、东北等严寒地区飞到海南岛进行自然光疗法。但他们裸体晒浴，违反了公序良俗，结果受到当地治安部门的处理。

接下来谈谈病程，银屑病分为三期：进行期、静止期和消退期。进行期主要是急性发作，来势迅猛，就像疫情一样难以阻挡，此时往往会出现同形反应。什么叫同形反应呢？这么说吧，我们要求这些患者去抽血检查肝肾功能、血常规，抽完血后，针口位置过一段时间可能就会出现银屑病皮疹，这就叫作同形反应。很多疾病，如急性湿疹、扁平苔藓、天疱疮等都有同形反应，这预示着疾病处于急性发作期，尚未稳定。

接下来是脓疱型银屑病，顾名思义，它主要以脓疱表现为主，又可分为泛发性脓疱型银屑病与局限性脓疱型银屑病，还有掌跖部的脓疱型银屑病。泛发性脓疱型银屑病是全身泛发的，与寻常型不同的是，它往往伴有系统症状，表现为发热、关节疼痛等，皮疹还可以累及黏膜、指甲。当这些脓疱一圈圈围起来的时候就形成了一个脓湖。目前在治疗这类患者时，很多人喜欢使用抗生素，实际上这种脓疱往往是无菌的，使用抗生素很多时候没有效果，即便有效果也非常有限。当皮疹慢慢干敛后会结痂脱屑，又回到了寻常型银屑病的基本表现，这就像狡猾狐狸露出了尾巴。

接下来是局限性脓疱型银屑病，主要局限在手足部。掌跖脓疱型银屑病过了急性期后，会慢慢出现整层皮脱落的情况，就像一个酥饼的外皮脱落一样。

再接下来是关节型银屑病，它是在寻常型银屑病的基础上多了关节症状，关节症状与皮肤症状呈相关性。典型的关节型银屑病关节改变一般是不对称的，通常以远端小关节为主，当然严重时也可以侵犯大关节，它与强直性脊柱炎等可能存在重叠或者混合的关系。

银屑病一开始发病就表现为红皮病型的情况非常少见，往往是由于不恰当治疗，如外用一些强烈刺激性药物引起的，而且是由进行期发展而来。大家看一些患者皮肤受累面积 ≥ 90%，体无完肤，这种情况我们就称为红皮病型银屑病。这类患者除了皮肤症状外，往往系统症状也十分明显，如发热、恶寒、头痛、淋巴结肿大等，治疗周期会非常漫长。红皮病型银屑病患者的状况十分糟糕，生活十分艰难。

那么各型银屑病之间是什么关系呢？它们之间是可以相互转化的，这里就简要提及一下。对了，我们要强调，看到红斑鳞屑性皮肤病，不要轻易下银屑病的诊断。为什么呢？因为一旦做出这个诊断，会给患者带来巨大的身心压力。现在患者都很精明，你下了诊断后，他马上上网查询，就会发现自己好像得了一种不治之症，心理压力会极大。尤其是后来发现诊断错误后，还会引发很多纠纷。

所以我们要注意鉴别诊断，比如要与面油风鉴别，也就是我们平常所说的脂溢性皮炎。脂溢性皮炎表现为头皮屑多，银屑病也可能有类似症状。但脂溢性皮炎实际上是油脂分泌过多形成的皮疹、痂皮，而银屑病是由于皮肤新陈代谢紊乱产生的鳞屑，两者形成机制不同。当然，银屑病还需要与玫瑰糠疹、慢性湿疹、类风湿关节炎等鉴别，这些我们就不再详细展开了。

讲了这么多，我们最终要落实到什么呢？是怎么治！老百姓不想听那么多理论，只想让我们把病治好，其他的事不想听。所以我们现在要转入治疗的问题。

内治方面，传统教科书给出了五个治疗方案：第一个是血热内蕴证，采用犀角地黄汤；第二个是血虚风燥证，应用当归饮子；第三个是气血瘀滞证，使用桃红四物汤；第四个是湿毒蕴肤证，选用萆薢渗湿汤；第五个是火毒炽盛证，运用清瘟败毒饮。从理论上讲，气分血分都已兼顾，病机也十分清晰，有了这五板斧，理应会有一定效果，对吧？最起码不至于像中国足球队那样，表现差强人意，让人尴尬。

我们需要思考，这些都是前人的经验，并非随意拍脑袋想出来的内容，而且是通过一版又一版教材传承下来的，必定经过了临床验证，才会传授给我们这些后学者。可为什么实际治疗效果却不尽如人意呢？

火毒炽盛证

证候：全身红肿脱皮，伴有小脓疱。壮热，口渴，大便干，小便黄。舌红绛，苔黄腻，脉弦滑数。（红皮、脓疱型）

治法：清热泻火，凉血解毒。

方药：清瘟败毒饮加减。

记得我毕业实习以及后来担任主治岗位带领大家查房时，总是对着书本，试图找出与患者症状相匹配的证型，然而后来却发现难以找到契合的！这是为何呢？以火毒炽盛证为例，从描述来看，呈现出一派实象，全是火热之症，但在实际临床中，真的存在完全符合这类症状的患者吗？几乎没有。我们在临床上更多见到的是寒热错杂的情况，大家仔细想想，是不是这样？当你询问了诸多症状，判断为阳证，心想这下可以采用攻法进行治疗了，可患者随后又告知你，他怕冷，不能吃凉食，害怕吹空调等，这个时候你又一筹莫展了。

所以说，现有的这些证型其实都过于偏向单一方向，是实证，描述的全是实证症状。更不必说脉象了，例如脉滑数，难道两手的寸、关、尺六部脉象皆为滑数吗？又比如脉涩，具体是哪一部脉象涩呢？教材中都没有明确阐述清楚。

如此一来就很尴尬了，我知晓有些同行被患者投诉的缘由。患者会说："我来看中医，结果医生连脉都没认真给我号，就匆匆开方了。"或者是医生只是装模作样地搭脉几秒钟，"啪"的就开方了。为什么这些凝聚着心血和汗水编写出来的教材，对临床实践的指导作用如此有限呢？大概是因为其并未紧密贴合临床实际状况，这么说应该比较恰当。

接下来回到第二个问题："为什么患者发病前皮疹只有丁点儿大小，经过正规治疗后反而愈发严重，难以控制呢？"

我们来看看银屑病究竟是怎么一回事。刚才我们提到了银屑病的症状，那它的实质是什么呢？我们先抛出这个问题。大家都了解早产儿这个概念，对吧？都清楚是怎么回事，妊娠不足 37 周分娩出来的婴儿被称为早产儿，没错吧？那什么是月经不调中的月经前期呢？连续 3 个周期或 3 个周期以上月经都提前，这种情况就叫作月经前期或月经提前。好了，有了早产儿和月经提前这两个概念后，理解银屑病的概念就相对容易了。

大家知道吗？皮肤的表皮由 5 层组成。我们都知道子宫内膜会周期性脱落，这就是月经。大家是否也知道我们皮肤的表皮层同样会周期性更换呢？表皮由基底层、棘层、颗粒层、透明层、角质层构成。规律且周期性的子宫内膜脱落形成正常的月经周期。现在把这个概念类比一下，这里不是子宫内膜，而是皮肤的表皮。表皮同样有一个从基底层到角质层的更替过程，这就是表皮的新陈代谢过程，也称作"表皮更替"。这个过程需要多长时间呢？28 天！

当我们表皮的新陈代谢正常，也就是周期为 28 天时，大家完全感觉不到在"换皮"，也就是说正常情况下我们每 28 天"换一次皮"。那么银屑病患者的情况如何呢？这和早产儿以及月经提前的原理是一样的，他们表皮换皮的过程少于 28 天，可能只需 10 天、12 天、13 天、14 天等，反正未达到 28 天。所以，银屑病的实质是什么呢？就是表皮新陈代谢紊乱了，如同月经提前一样，节奏变快了，因此呈现给大家的都是尚未成熟、没有经过充分代谢的表皮红斑鳞屑，仅此而已。

银屑病就是这么回事，本质上就是皮肤的新陈代谢出现了紊乱。

皮肤分层见图 1。

我们通常是如何治疗银屑病的呢？为什么病情会越来越严重？如今，无论是中医还是西医的治疗，几乎都离不开激素、钙调磷酸酶抑制剂，甚至更

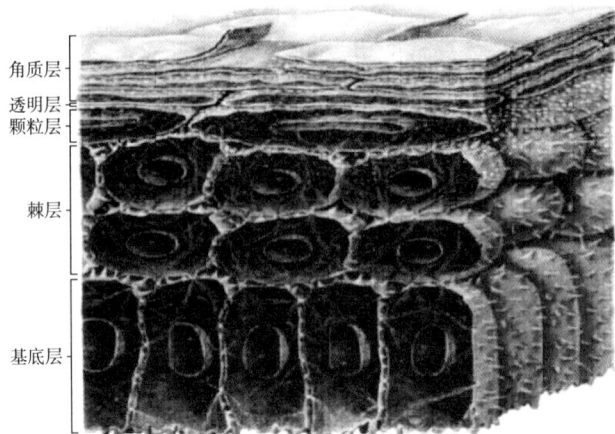

图 1　皮肤分层图

为强效的生物制剂，这些全都是抑制性药物。打个比方，你跑得太快，就像比赛中偷跑了，那我就用药抑制你，这样你就不会跑得过快，看似恢复正常了，效果立竿见影。然而，我们不能忽视药物会逐渐代谢完毕这一事实。药物代谢完之后会怎样呢？病情又会"偷跑"，于是再次用药抑制，又看似正常了；但药物很快又代谢完，病情再度"偷跑"。在这种抑制与反抑制的反复过程中，皮疹面积必然会越来越大，这也就很好地解释了"为什么越治越严重"这个问题。

那么，我们回到第三个问题："不是说中医是伟大的宝库吗？难道就没有办法吗？我们该如何治疗呢？"

陈老师常说一句话——"见病知源"，它可在各个领域拓展，帮助我们加深对每一种疾病的认知。

2018 年 9 月 10 日，我发了这样一条朋友圈："八旬翁患十多年银屑病（牛皮癣），嘱其停用倍他乐克及激素 4 周后已基本痊愈，排查病因是何等重要，他没花一分钱。"我想借此展示什么呢？当时我接诊了一位 80 岁的老人，他患银屑病已有 10 多年。就诊时，我询问他平时患有哪些疾病以及得病的先后顺序等情况，他告诉我患有高血压，正在服用倍他乐克等降压药。

我便问他是否在服用高血压药物后患上了银屑病，他表示记不清了。于是，我让他先停药 1 个月，所有皮肤用药都不用，倍他乐克也停 1 个月，短期内不会有太大影响。结果 4 周后，在未使用任何药物的情况下，他的银屑病基本痊愈，我当时非常兴奋。要知道，他几乎没花什么钱，哦，不对，花了 30 元挂了个号。所以我把这件事发到了朋友圈。

还有另一位患者，同样患有高血压，也在服用倍他乐克，被诊断为掌跖脓疱病，此前一直在使用激素、雷公藤这类免疫抑制剂。我采取了同样的处理方式，让他停药！我这里不允许使用这些药物。停药后，患者恢复得非常好。在这个过程中有用药吗？什么药都没用。假如这个时候我给他开几剂经方汤药，然后再写个医案，是不是也能显得很厉害？看，掌跖脓疱病这种几乎难以治愈的疾病，几剂中药 1 个月就治好了。但其实这是自欺欺人，根本不需要这么做，因为倍他乐克的说明书上白纸黑字写着它可能会引发银屑病。当患者因银屑病前来就诊且患有高血压时，他告知正在服用倍他乐克，或者患者告知有高血压，而医生却不过问其是否在服用倍他乐克这类药物，那医生就有失职之嫌了。我对这位患者，只不过是常规问了一句："你在吃什么降压药？"

接下来这个病例是在 2021 年 10 月 12 日，由我的大学同学推荐过来的。我的同学已是广东省名中医，她看了一段时间后，还是让患者来找我。我一看患者染了头发，便说："你这个情况没法治。"她当时就哭了，说："你同学说你行，叫我来找你。"我回应道："你要是想治，可以试试，但得剃光头，把染发剂全部去掉。"她一听立马又哭了，反问道："怎么可能？"我接着说："你有两个选择。第一个选择，你要等头上的染发剂全部代谢掉，消失得无影无踪了再来找我；第二个选择，你现在剃光头，我就可以尝试治疗。"经过一番激烈的思想斗争，她最终还是把头发剃光了，随后开始接受治疗。经过两周治疗，效果还是比较明显的，后来恢复得非常好。要说这是我的经方厉害，还是其他什么原因呢？最关键的一点是，如果不把染发剂去掉，我又怎么能在她头上开展治疗呢？就是这个道理。可见，染发剂与银屑病的关系不容忽视。

还有一个多年前的银屑病患者，是个来自海南的孩子，十八九岁，长得胖胖的，说话鼻音很重，辨识度很高。我问他有没有扁桃体肥大、经常咽喉痛等情况，他说有。我便跟他讲："你这个毛病很可能跟扁桃体肥大有关系，必要时得切掉扁桃体，银屑病才有可能治好。"我刚说完这句话，这孩子立马站起来，一声不吭地跑出诊室，一溜烟就不见了。

我和几位学生当时都愣住了，我心想：我说错什么话了吗？纳闷了好半天，还担心会收到投诉。是不是我说可能要做手术把他吓坏了？直到若干年后，他带着妹妹来看其他病，我因为对他印象深刻，一眼就认出了他。我便问他："现在你的银屑病怎么样了？"他说："好了。"我又问："怎么好的？"他说："你当时叫我去做扁桃体切除，我就做了。"我接着问："那天你为什么走得那么快？"他说："我听到手术有点害怕，回去和家人商量了。"

所以，长期慢性扁桃体炎也可能是银屑病发病的一个因素。我说这么多，其实是想表达"邪不空见，中必有奸"，我们若能做到见病知源，就有可能一击即中解决问题。

由此可见，西医研究指出的一些病因，其实很值得我们中医医生关注。1800年前，仲景先师就担心我们犯类似的错误，专门告诫后学者，不要"省疾问病，务在口给，相对斯须，便处汤药"。

上面是从"见病知源""物有本末，事有始终"的层面来解读一些病例。

接下来，对于那些难以找到病因的银屑病病例该怎么办呢？

西医很多时候把银屑病归为自身免疫性疾病。对此，我特别引用了一幅画所表达的意境——"本是同根生，相煎何太急"。意思是身体的五脏六腑之间相互"打架"了，比如心与肝不协调，或者肺与脾有冲突，相互攻击，这就是西医所说的自身免疫问题。那我们中医怎么看呢？中医认为这是阴阳失衡、气血不和。

所以说"他人之事，我事之师"，我们要回归中医理念，以达到平衡为目的。总的指导原则就是不再使用抑制性药物，不要再用那些免疫抑制剂了！

因此，我对所有患者在首诊时都会告知，停用所有的皮肤药半个月到30天，下次复诊才开始处方用药，西医把这个阶段叫作洗脱期。让患者停掉目前所有皮肤药物，不残留任何药物痕迹，以便准确评价后续治疗效果。而且我对患者做出四个承诺：零激素、零钙调磷酸酶抑制剂、零生物制剂、零西药，这些都在患者病历上写得清清楚楚，患者首诊时都要看宣教视频。

病例一

2018年3月10日，我们医院泌尿外科主任、我的大学同学白遵光教授发来微信，说："上次的患者停药1个月了，现在要来加个号复诊。"从患者情况来看，出现了较明显的反跳症状。此时，患者相关情况已呈现出来，接下来就看医生如何应对了。要知道，2018年脉证经方还未问世，当时只能按照传统方法进行治疗。

患者下肢症状较为严重。四诊情况为：性格急躁，血压偏高，纳食及二便正常，睡眠差。患者血压高，但未服用倍他乐克，人到中年睡眠不太好。由于当时没有脉证经方的加持，我选用了什么方剂呢？我开了甘草泻心汤，外用青黛油。还是有一定效果的。

大家肯定会关心，患者性格急躁、血压偏高、睡眠不好，就因为睡眠不好就用甘草泻心汤吗？患者上呕、中痞、下利这些典型症状一个都没有，凭什么用这个方呢？仅仅因为失眠吗？从方证的角度来讲，这样用药较为勉强，与最核心的病机并不契合，必须要有依据来向同行说明使用甘草泻心汤的合理性。另外，退一步说，假如这个患者没有治好，反而可能会质疑你，是不是用错了甘草泻心汤！那么，是什么原因促使我用这个方呢？这源于我恩师的经验，对该方的解读大致如下。

甘草泻心汤以甘草干姜汤为核心，是从半夏泻心汤重用甘草衍化而来的。所以，甘草泻心汤治疗狐惑病的关键药物是甘草。甘草用于外科溃疡、渗出性疾病，在后世医方、医案中并不少见，比如四妙勇安汤里就有大量甘草。现代药理研究表明，甘草具有肾上腺皮质激素样作用，能够稳定生物膜，减少炎症物质释放，还可缓解黏膜刺激，保护黏膜，修复黏膜溃疡。干姜主要针对清稀的分泌物、排泄物、渗出物。有迹象表明，干姜可能有调节免疫功能的作用。

其核心要点在于，本方具有抗炎作用，只要有炎症渗出、肿胀、糜烂等情况，都可以考虑使用。正所谓"智者察同"，这是很好的经验，所以我就借鉴使用了。在我皮肤科的从医生涯中，有几年时间，甘草泻心汤对我而言如获至宝，来了患者就用甘草泻心汤治疗，以至于学生都说："老师，能不能来点新颖的？"只有在使用甘草泻心汤无效时，我才会考虑换用别的方子。

我知道还有很多人把甘草泻心汤当作治疗皮肤病的第一神方，不管什么皮肤病都用这个方子。但时间久了，我们得正视现实，有些皮肤病用甘草泻心汤无效；有些人用久了会出现水肿，可能是因为甘草用量较大；还有一些患者早期治疗有效，后来却没效果了，这都是事实！所以，有时候很无奈，从一开始疗效显著，到后来毫无作用，实在令人头疼，该怎么办呢？我们先把这个问题放下。

病例二

患者患银屑病 11 年，停药 1 个月了。此时患者已经做好了相关准备，就看医生的诊疗水平了。这次我没有用甘草泻心汤，因为患者有柴胡证，存在口苦、咽干等症状，所以我采用小柴胡汤内服，另外用黄连、甘草煮水湿敷，外用紫草油。用药后患者症状有所改善；后来患者出现便秘，我改用大柴胡汤。那个时候，我对经方的认识非常有限，认为小柴胡汤方证加上便秘症状就用大柴胡汤！

结果用了 3 周，病情有所好转，但到了一定程度就停滞不前了，难以继续推进治疗，这挺让人尴尬的。当然，我对所有患者都说只有三成把握，也没有把话说得太绝对。遇到这种瓶颈该怎么办呢？那就查文献找办法吧。我看到有文献报道防己地黄汤管用，于是就尝试使用，还真巧，确实有效果！用了防己地黄汤后，病情得到了改善，也算对得起患者。又用了两周，看上去病情真的好了。

同样的问题又出现了，使用防己地黄汤的依据是什么呢？看看原作者是怎么解释的：他认为防己地黄汤的方证是血虚阴亏，复受风湿之毒，从阳化热，煎熬日久，阴血更加耗伤，水不制火，热毒更加肆虐，从而形成本虚标实、错综复杂之证。

我有两个地方不太明白：从临床疗效反推，这个患者确实应该是阴虚血燥发热引发了这个毛病，但从他的四诊情况来看，似乎找不到支持这个病机的依据，当然，这肯定是我的认知能力不足，那该从何处入手分析呢？还有一点，有这么多养阴清热的方子，为什么偏偏选择一张治疗烦躁症状的防己地黄汤呢？用肾气丸可以吗？用百合地黄汤可以吗？用六味地黄丸可以吗？用知柏地黄丸可以吗？用麦门冬汤可以吗？等等。病虽然治好了，但我心里还是疑惑不解。

所以我写了一个按语，就是"既生瑜，何生亮"，要么就只用一个防己地黄汤就好了，何必弄出这么多养阴的方子，让人无所适从，有时候选方比皇帝选妃还难。

必须承认，在相当长一段时间里，治疗银屑病时，我都是看到网上同道无私分享的心得，然后拿来应用，比如甘草泻心汤、防己地黄汤、乌梅丸、黄连阿胶汤、升麻鳖甲汤等。一个方子不行就换另一个，总有一个可能会有效。

还别说，患者还真愿意尝试。为什么呢？一来因为只用中药治病的大夫不多，二来他们也认可本病治疗难度大、需要时间。实际上，很多时候我自己心里也没底。有时候经过诸多波折把患者治好了，到最后自己都没弄清楚到底是怎么治好的，甚至觉得可能是这个病到了自然好转的阶段。所以，在临证时，我还是很不自信。

在许多皮肤病，包括银屑病的治疗中，除了皮肤症状外，可以参考的阳性症状不多，所以很多同行都觉得无证可辨。或许有人会说，不对呀，可以从"久病入络、久病必虚"的角度切入呀。但多长时间算久病呢？3个月？1年？2年？久病就都要养血、活络吗？实际情况并非如此，所以真的非常烦恼。

就在这个时候，"蓦然回首，那人却在灯火阑珊处"，请再次把掌声送给陈建国老师！

2022年12月20日，我购买了"仲景阴阳脉法解读伤寒论私塾班"的课程，正式开启了脉证经方的学习之路。这个时候，使用防己地黄汤就如同探囊取物般轻松了。

病例三

这个病案的患者是一名学生，患有红皮病型银屑病。我运用防己地黄汤治疗一个半月后，取得了不错的效果。由于学生心情一直不好，我没给她拍照。

后来病情有了起色，我跟她说，想给她拍一张手部的照片，不拍其他地方，她答应了。该患者除了心情不好、睡眠不好以外，并无太多其他症状。那么，最后确定用方的依据是什么呢？——左尺脉不足，左寸有很细的溢脉，右寸也有溢脉，因此加用了黄芩。

病例四

患者患银屑病6年多。其症状表现为：时而瘙痒，性格较为急躁，胃口与大小便正常，喜欢熬夜，睡眠状况尚可，既不怕冷也不怕热。就这些症状而言，从方证层面去考虑，确实很难为其开具药方。仅仅因为脾气急躁，就疏肝理气吗？或者因为熬夜，就判定需要养阴吗？可供我们参考的资料较少。这个患者前胸后背有很多皮疹，然而，一号脉，发现两手有溢脉，两个寸部呈现水湿脉，于是我开具麻黄连翘赤小豆汤，外用青黛油。从2023年11月22日至2024年1月4日，经过不到两个月的治疗，6年多的病症恢复得还不错。

我们能就此满足吗？难道仅仅因为这个脉象就使用麻黄连翘赤小豆汤吗？这还不够，我们还得弄清楚它为何有效。假如用三仁汤会有效吗？麻黄加术汤会有效吗？越婢汤会有效吗？葛根芩连汤会有效吗？这些都值得我们思索。我认为可能都有一定效果，区别只是哪一个更为高效，因为它们都顺应了正气的走向。

另外，现在使用麻黄连翘赤小豆汤有效果，这其中的道理是什么呢？其实稍加思考就能明白，两手溢脉、水湿脉，这说明了什么？说明人体的气血大多阻滞在了肌肤腠理。气血长期阻滞在肌肤，会不会产生郁热？所以皮肤就会出现红肿，这会不会影响皮肤的代谢功能，进而出现银屑病的症状？由此可见，脉象与皮肤症状非常契合，可以说是丝丝入扣。此时，我们就能理解麻黄连翘赤小豆汤起效的机制了，脉证与皮肤表现相互呼应。当然，使用荆防败毒散并加用赤芍、牡丹皮有没有效果呢？我相信也是有的，因为其理法是相通的。

病例五

这是一位患病多年的患者，胃口良好，睡眠也不错，耐受寒热，性格较为急躁，喜欢吃辣，我们掌握的资料就这么多。他来找我看病，是因为路过广州东湖固生堂门口时，看了一眼医生简介，询问我是否是纯中医等，接着又表示有点不太相信，因为他以前看过很多中医，那些医生都是在药膏里做手脚，外用药中添加了激素，开的口服药虽是中药，但却添加了那种东西。

我跟他说，我的药他随时可以拿去检查。他问我有多大把握治好，我说三成。他问怎么衡量，我说 3 周时间，如果他觉得没有起色，就不要再挂我的号。

他的脉证表现为：左寸关呈现水饮脉，右手也有溢脉，但没有左手明显。再询问病史，了解到他是个生意人，每天一开门就坐在茶台前，呼朋唤友喝茶，还饮酒。追根溯源，还是能知晓他的病是怎么来的。

我选用了防己黄芪汤，关键在于他左手的脉象，这是水饮脉，是水湿脉的加重表现，所以用药处方也有所不同。经过一段时间的治疗，效果还算比较令人满意。

病例六

患者除了患有银屑病，还有多年的胃痛病史，并且怕冷饮，大便不成形，多虑、郁郁寡欢，烦躁易怒，睡眠不佳。对于一个成年男子出现这些症状，我们能想到哪些方子呢？可能会有很多种，比如想到小建中汤、当归芍药散等。但一号脉之后，就会发现这完全符合四逆汤的脉证与方证。

他从海南过来，就诊很不容易，原本不是来找我的，是阴差阳错挂上了我的号。后来通过线上诊疗，这是我在 2022 年疫情期间开具的一张方子——四逆加参汤。这次的就诊记录上都有记载，方子很精简，结果取得了较好的疗效。

面对那些繁杂的症状，是不是觉得难以辨证？针对胃痛，小建中汤可行吗？当归芍药散可行吗？但一号脉后，就明确是四逆汤的脉证方证了。

甜叶菊 2g   炙甘草 20g   黑顺片 8g（先煎）   党参 20g
干姜 9g

病例七

这是来自贵州的一个 11 岁小孩，患银屑病病程一年多，2023 年 10 月 10 日首次就诊。从去年 10 月份到现在，也就半年多一点时间。当时一号脉，发现是黄连汤的脉象。经过一段时间治疗后，他再来复诊，脉象依然是黄连汤的脉象，但服药后效果不太理想，我当时就有些犹豫。我跟他说，这个方子先不改动，再继续服用一段时间，然后教他如何号脉。我跟他说，吃完这一次的方子后，看看他的脉象有没有变化，并且手把手地教他号脉。

我日常会跟一些患者讲解他们的脉象情况，有时也会教他们如何号脉，他们都听得津津有味。特别是从国外回来就诊的患者，来看一次病不容易，我只能通过这种方式让他们了解号脉。

4月1日之后，他在线上问诊，说两手脉的两关比以前更有力了，以前两关没有这么有力，且两手出现溢脉。刚好那段时间我参加了陈老师在廊坊举办的密训班课程，老师对于这类免疫性疾病特别喜欢用一张方子：麻黄升麻汤。我心想这不是机缘巧合吗？马上给他用上。结果在网上开具麻黄升麻汤，他恢复得不错。

生麻黄 5g（先煎）	升麻 12g	干姜 3.5g	当归 5g
生白术 10g	天冬 20g	知母 15g	生石膏 30g（先煎）
北沙参 15g	黄芩 10g	桂枝 8g	炙甘草 10g
地骨皮 15g	茜草 10g	玉竹 15g	茯苓 15g

病例八

患者患有高血压、冠心病，睡眠不好，体形偏胖，语声低微，胆小怕事，还有头晕胸闷等症状。有了脉证的加持后，诊断变得很简单，其左关呈现相对太过的气滞脉，于是我开具乌梅丸。之后，他的高血压、冠心病等症状都有所改善，头晕胸闷等情况也都好转了，不过皮肤症状的改善是最慢的。

最早的时候，他把高血压、冠心病的药全部停掉了，当时他的血糖也偏高，后来血糖也恢复正常了。有时候陈老师让我们整理医案，有了脉证之后，我都不知道该多写些什么。就根据脉，分析它是气滞、血瘀、水湿、痰饮等，然后对应开方就完成了，没有太多需要详细陈述的内容，所以真不知道该怎么写医案。

病例九

患者患红皮病型银屑病。为了治疗这个病，他几乎一贫如洗，情绪时常不佳，时有肝区疼痛，就诊时情绪更是不好，甚至对医护人员还有些抵触情绪。一号脉，明显两关太过，于是给他使用四逆散，因为他肝区隐痛，所以合用旋覆花汤。

经过两个多月的治疗，效果还算不错，他也感到满意。到现在他都没有再来找过我，我相信用这么便宜的药物帮他解决了多年的病痛，要是有问题，他会第一时间联系我，因为他有加我学生的微信。所有这些病案中的患者，我的学生基本都加了他们的微信，方便回访，他们有任何情况都会第一时间跟我讲。

以上就是病案方面的分享。接下来，大家可能会关心青黛油是怎么回事。很简单，取一两百毫升香油、芝麻油或者茶油之类的，加入 30g 青黛搅拌均匀就可以使用了。

我不太注重外用药物，我始终坚信银屑病是内环境出了问题。所以，我对银屑病临床治愈的判断标准很简单：患者不依赖激素，不依赖钙调磷酸酶等非激素型免疫抑制剂，不依赖甲氨蝶呤、环孢素、各类单抗等昂贵的生物制剂，也不依赖护肤品，皮肤结构恢复正常，皮肤自身新陈代谢功能恢复正常，此时就可以基本判定银屑病患者达到了临床治愈。

当然，新陈代谢功能包含很多方面，不仅仅是皮肤看上去光滑。我非常赞同山西张英栋老师关于汗的论述，我买了他的书，前几天翻看时，发现很多观点我们不谋而合。

最后进行一下小结：

1.银屑病本质上是一种"代谢紊乱性疾病"，然而当前主流治疗方法却是"免疫抑制"。俗话说"哪里有压迫，哪里就有反抗"，当这种治疗方式效果不佳时，我们就需要调整思路。实际上，这些药物的说明书中明确标注了不宜长期使用！

2. 一千多年前，中医就已指出："阴平阳秘，精神乃治，阴阳离决，精气乃绝。"其含义是告诫我们要注重平衡脏腑功能。

3. 我们应致力于使皮肤代谢恢复正常，而不是过度依赖层出不穷的、以抑制手段为主的生物制剂。

2018年10月7日国庆节期间，我发了这样一条朋友圈："我多次说过，这是人类治疗银屑病的悲剧。"这是怎么回事呢？原来是一位银屑病患者看到一则新闻，称发明生物制剂治疗银屑病的人获得了诺贝尔奖，于是询问我们国内何时能够使用这种药物等问题。

看到这则新闻，我心情十分沉重。说实话，我本不该发这条朋友圈，毕竟要考虑中西医同行看到后的想法。但我还是忍不住将自己的想法表达了出来。从2018年到现在，6年时间过去了，大家可以去看看那些使用生物制剂的患者，有几个有好的结局。

近期，我在网上3次退了一位患者的挂号。为什么呢？因为他一直在使用生物制剂，而且这个患者非常着急，明显没有耐心配合我的治疗。所以他挂一次号，我就退一次，后来我直接让后台工作人员打电话告知他不要挂我的号了。

4. 中医中药的每一方剂都是针对"免疫紊乱"而设立的，值得我们深入探讨与挖掘。

5. 要警惕"李鬼"！市面上大量声称是纯中药的药膏其实大多是骗人的。

6. 如果患者不能戒断激素以及其他免疫抑制剂，就很难取得实质性的治疗效果。而戒断过程异常艰难，堪比戒毒！所以患者必须要有充分的思想准备！

7. 当然，我们要明确，我们的目标是改变患者的体质状况，而不仅仅是解决皮肤问题，这一过程会异常漫长！而且戒断激素也不一定能如我们所愿，毕竟这是世界医学难题。我们首先要考虑的是如何终止病情的继续恶化，一开始就将目标设定为"治愈"是不切实际的。

8.早睡、睡好、戒酒、心情好、轻松愉悦，以及注意天气变化等，同样都是影响病情的至关重要的因素。我们中医人要有"华为精神"，要敢闯、敢为天下先。中医在各个系统疾病的治疗中蕴含着极其出色的潜力与优势！我对中西医结合持保留态度。西医学即便再先进，我们往往也只能被动使用，一旦受到外界限制，就可能会让我们陷入手足无措的境地！

我们首尾呼应一下。我一开始提到的那位教授，多年前，他的外甥方某得了银屑病，是我帮他治好的，到现在都没有复发，这或许就是一种缘分。所以说，中医和西医各有优势，我们有时不必过于妄自菲薄。

再回到那个小孩的病例，其实经过一段时间治疗，他恢复得挺好的。但可惜的是，后来在疫情期间病情复发了。他是广西的，又来找我看病。看了两次后，病情没有得到控制。后来因为疫情，他来一趟不容易，要求住院，那就安排住院了。之后这个患者就再也没有找过我，我查看了他的住院记录，发现还是采用既往的常规治疗方法。我希望他一切都好。

我们再回顾一下我国 2023 版银屑病治疗指南。我刚才说过，这究竟是因为内容简洁精要，还是因为中医不受重视呢？为什么洋洋洒洒几万字的治疗指南中，留给中医的篇幅却如此之少，这是因为还欠缺一些关键因素啊！我在想，我们现在只有一个陈建国，当有一批又一批像李建国、张建国等优秀人才成长起来的时候，我们在指南中就能增添更多关于中医治疗的内容了。所以，我们欠缺的是推动中医发展的关键力量，是火候还不够。

最后，我每次讲课都会用这张 PPT 结束发言，与大家共勉。我非常喜欢这句话，并且将它挂在了我的诊室里，即"勿使前辈之遗珍失于吾手，勿使国术之精神止于我身"。我对许多一直信任我，而我却未能解决其病痛的患者心怀愧疚。2016 年 4 月 30 日，我倡导"凭中医、非激素、搏沉疴"的理念，并且一直坚持至今。

感谢大家的聆听，希望我今天的发言不是以己昏昏、使人昭昭，谢谢大家。

刘志国（主持人）： 感谢廖主任用了一个半小时为我们进行了详细讲解，让我们见识到了银屑病的棘手程度。对于我们当中大多数并非专门研究银屑病的人来说，看了那些图片后，心里着实不好受，由此也能想象治疗这个病的难度之大。然而，在廖主任的精湛医术下，许多患者都取得了不错的治疗效果。

这充分彰显了中医的强大之处，关键在于我们如何运用。同时，廖主任在PPT中展示了许多具有参考价值的图片，我相信大家在学习经方或者中医的过程中，都有过遇到瓶颈的经历。那么，如何突破瓶颈呢？正所谓"蓦然回首，那人却在灯火阑珊处"。我自己也有这样的体会，接触脉证经方之后，开方子便有了明确的方向。

所以，我觉得在座各位无论是从事经方研究，还是正在学习脉证经方的同仁，学完之后可能都会有类似感受。在学习之前，开完方子心里总是忐忑不安，担心方子好不好，甚至忍不住想打电话询问患者服药后有没有不良反应。但是学习了脉证经方之后，就如同廖主任所说，在撰写病案时，感觉没什么多余的内容可写，因为根据这个脉、这个证，就对应这张方，诊疗过程就清晰明了了，这恰恰就是脉证经方最为经典的地方。

感谢廖列辉主任精彩的演讲！

黄芩加半夏生姜汤方证

吴 灿

刘志国（主持人）： 大家好！下一位讲者是吴灿主任。相信大家对吴主任都颇为熟悉，吴主任经常整理并发表个人临床典型医案，让我们受益匪浅。下面我简要介绍一下吴主任：吴主任于 2007 年毕业于成都中医药大学。毕业后，跟随李成光名老中医学习中医内科。2014 年，在北京中医药大学附院进修，并参加了冯世纶冯老的经方传承班。2015 年，跟随冯世纶教授抄方 3 个月，还参加了经方抗癌专家王三虎教授的网络师承学习班。此外，也曾跟随黄煌教授抄方学习，之后又跟随咱们的陈建国老师学习仲景阴阳脉法，还学习了王宁元老师的伤寒腹诊。

由此可见，吴主任博采众长、海纳百川，所学颇丰。同时，吴主任还肩负着众多工作，例如担任琼海市中医院经方研究室主任、治未病中心负责人，兼任中国中药协会中医药经典临床分会常务理事兼副秘书长，以及脉证经方琼海传承基地负责人等多项职务。鉴于此，我就不一一赘述了，将更多时间留给吴主任授课。下面，让我们以热烈的掌声欢迎吴主任带来《黄芩加半夏生姜汤方证》的精彩讲授！

吴灿：

感谢刘志国主任的介绍。尊敬的陈老师、在座的各位同道，大家下午好！今天，我想用一些时间向大家汇报，题目是《黄芩加半夏生姜汤方证》。我们都清楚，在临床实践中，通过望闻问切进行辨证诊断后，最终都要落实到处方用药这一关键环节。

然而，在处方用药时，我们常常会陷入困惑，不知该选用这个方证，还是那个方证。为何会出现这种情况呢？原因在于我们所掌握的方证数量有限，对方证的敏感度较低。甚至当一些典型的方证特征呈现时，我们仍无法及时识别并运用。正如胡希恕老所言："方证，你得熟，不熟它不给你用。"所以，我们必须对方证展开全方位、深层次的学习。在仲景阴阳脉法的指导下，全面梳理相关方证，这对于精准辨证具有极大的益处。

我时常反思自己，近期是否有所进步？判断的标准便是：近期是否掌握了新的方证。或者对原本熟悉的方证，是否有了新的体悟。我认为，随着掌握方证数量的不断增加，我们自然能够应对各种复杂的疾病，实现准确辨证，临床疗效也会随之显著提高。

今天为大家分享《黄芩加半夏生姜汤方证》，这是我近期学习的一个总结。因为此前我对该方证运用不够熟练，而近期有了一些心得体会。若有不当之处，恳请各位同道不吝赐教、多多指正。

我主要想分享三个方面的内容。其一，分享一些我的临床病案。刚才几位老师讲述的多是疑难杂症、大病重病，而我所讲的可能多为看似简单的小毛病。但这些小毛病却给了我很大的启发，其中不少是误治的案例。我觉得这些误治的病案，对我本人以及在座的各位或许更具教学意义，希望大家不要重蹈我的覆辙。

其二，讲解黄芩加半夏生姜汤方证。我们需要对其进行深入研究，最终实现"知常达变，活用经方"。《伤寒》《金匮》文字简洁、道理深奥，原文记载的多是典型的症状表现。当患者出现这些典型症状反应时，我们要能够运用、敢于运用相关经方。然而，在临床实际中，更多的情况是非典型的，这就需要我们练就一双"火眼金睛"，透过现象洞察本质。所以，我们必须对黄芩加半夏生姜汤方证进行深入剖析研究，做到了如指掌，才能在临床应用中得心应手。例如，刚才廖主任运用防己地黄汤治疗皮肤病，而原文中并没有该方治疗皮肤病的记载，这就是在脉证经方指导下活学活用经方的典范。

其三，谈谈"方证链"，也就是方证的鉴别。胡老讲"（辨）方证是辨证的尖端"。我认为，对方证的研究应从两个方面入手。一方面，对方证本身所涉及的条文、药证、剂量、煎服法，以及后世医家的观点等进行梳理总结，也就是"自我剖析"。另一方面，通过对相类似的方证进行对比学习，俗话说"不怕不识货，就怕货比货"。通过对相关方证的对比研究，使之形成"方证链"。经过纵横对比，我们所认识的就不再是单个方证，而是一系列相互关联的方证，即方证链。随着方证链数量的增多，它们相互重叠交错，进而形成"方证网"。我们掌握方证的多寡，决定了方证网的疏密程度；对方证理解的深浅，决定了方证网的韧性。只要我们掌握了足够多的方证网，就能灵活应对千变万化的病情。

首先，讲述一个临床失败的案例。那是在 2022 年初，我为一位领导诊疗的过程，给我留下了极为深刻的印象。领导前来就诊，我先行号脉，脉象显示为双溢脉，右侧尤为明显，右关脉有力且属于太过脉，而左侧脉象不太明显，基本可视为正常。依据仲景阴阳脉法，左手脉候阴津血，右手脉候阳气，右脉太过，表明以阳盛为主，治疗理应以降法为主。

然而，此时患者的主诉是：近期因要召开两会，需撰写政府工作报告，频繁开会研讨、加班熬夜，处于高度紧张状态，极为忙碌且疲惫，致使睡眠质量欠佳，整个人十分乏力，伴有胃痛、口中和、大便黏腻不成形以及出虚汗等症状，期望通过中药进行调理。基于患者的描述，我拟定了桂枝加苓术附汤，再加龙骨、牡蛎的治疗方案，开了 5 天的药量。但是，使用该方剂后，反馈效果不佳。后来，这位领导又寻求了一位北京的专家诊治，具体是哪位专家并不清楚，这位北京专家所开的方剂取得了疗效。其药方如下：

柴胡 12g	枳壳 12g	白芍 10g	甘草 6g
丹参 10g	栀子 10g	茯苓 15g	薄荷 3g
黄连 5g	生地黄 15g	阿胶 6g	酸枣仁 20g
远志 10g	牡蛎 30g	西洋参 3g	五味子 6g

经研究发现，该方主要运用了黄连阿胶汤，同时有合上丹栀逍遥散的思路。如此对比，便颇有意思了。我们所号之脉显示右边太过，即右边阳盛，理应使用清热之药并采用降法，对吧？然而，我在开方时却忽略了这一点，问诊时也未深入探究，没有严格遵循陈老师教导我们的左升右降原则。右边脉太过，本应用降法，我却误用了附子的辛温升法。这属于治疗大原则上的错误，值得深刻反思。

所以，这是一个深刻的教训。我将这个病例作为今天讲座的开场，旨在强调"脉证合参"的重要性。

案例一

我们来看第一个病案，这是我曾经历的一个误治案例。2021 年 1 月 16 日，首次接诊一位 11 岁的小学生。该生咳嗽已有 2 天，前一晚咳嗽尤为剧烈，呈现咳喘急迫之态，咳嗽伴有黄痰，存在鼻塞、流鼻涕症状，因鼻涕堵塞，夜间睡觉需张口呼吸，无喉咙痛，口中和，出汗较多，夜间亦出汗，怕热，大便 2 ~ 3 天一次，嘴唇发红。舌象表现为舌淡红，薄白苔。

根据这些症状进行分析，患者咳嗽剧烈，且伴有出汗、气喘、怕热等表现，可判断为阳明里热；同时存在鼻塞、流鼻涕症状，这表明表邪未解。经六经辨证，此为太阳阳明合病夹饮，即外有表邪未解，里有热邪，且咳喘较为急迫。因此，我们开具了越婢加半夏汤。《金匮要略》记载："咳而上气，此为肺胀，其人喘，目如脱状，脉浮大者，越婢加半夏汤主之。"具体处方如下：

麻黄 18g　　姜半夏 25g　　生姜 12g　　　　炙甘草 6g

生石膏 24g　　大枣 25g

3 剂，免煎颗粒，1 日 2 次，1 次 1/2 剂，开水冲服。

当时，半夏和麻黄的用量并不小。但由于自认为运用越婢加半夏汤治疗咳喘在门诊经验较为丰富，故而未详细记录脉象，自信该处方应无问题。

患者服用完药物后，3 天前来复诊，症状与之前并无二致，咳喘依旧，治疗未见效果。为何无效呢？经仔细思考，从表里合病的治疗思路无效，转而考虑邪传半表半里。于是，二诊时开具了黄芩加半夏生姜汤，并加用薏苡仁。处方如下：

白芍 15g　　黄芩 12g　　法半夏 20g　　炙甘草 9g

生姜 15g　　大枣 30g　　薏苡仁 45g

4 剂，免煎颗粒，1 日 2 次，一次 1/2 剂，开水冲服。

到第三诊患者前来就诊时，咳喘症状明显改善。我特意询问家长："有没有使用西药治疗？"家长回应："没有，就是喝的中药，这次中药效果非常好！"观察发现，患者嘴唇发红的情况也明显改善，仍有少许鼻塞、流涕，以及张口呼吸、打呼噜的现象。于是，在上方基础上去掉薏苡仁，加用一味桂枝。

这是 2021 年诊治的一个案例。为何选用黄芩加半夏生姜汤呢？当时，我对黄芩汤脉证尚未掌握，而是依据黄煌老师的经验。其中一个重要的判断依据是"嘴唇特别红"，这位 11 岁男孩的嘴唇"唇红如妆"，如同涂了口红一般，因此基于这一点进行处方用药。当然，首诊从表里合病论治未见成效，也是促使调整治疗方案的关键因素。

方证鉴别

问题随之而来，为何首诊使用越婢加半夏汤无效，而二诊却取得明显疗效呢？这两个方证该如何鉴别？

我认为主要在于病位不同。寸关尺脉分别对应上焦、中焦、下焦。越婢汤用于治疗风水，病位在水饮在上焦，其脉证特征为双寸太过，或者双溢脉中右侧更为明显。越婢加半夏汤证为外有表邪未解，里有水饮夹热上冲逆，其脉证特点是在越婢汤脉证的基础上，还存在左关太过的水饮脉。而黄芩汤证，是中焦、下焦的实热证，全方采用苦寒降法，脉证特征为右关、尺太过且沉而有力。若兼夹水饮证，加用半夏、生姜，即构成小半夏汤。黄芩加半夏生姜汤的脉证，除了具备黄芩汤的脉证特征外，还存在左关太过的水饮脉。因此，从脉证角度来看，以上两个方证较易鉴别，前者表现为双溢脉或双寸太过，后者则主要体现在关脉。

案例二

接下来，我们再看第二个案例，这同样是一位使用黄芩加半夏生姜汤治疗咳喘的患者。患者梁某，女性，4岁，于2024年1月4日初诊。该小朋友咳嗽已持续3周，其间使用了各种中西药，甚至进行雾化、输液治疗，效果均不明显，咳喘症状依旧较为严重，且痰液较多。此病例是在中原卫生院接诊的，由于基层患者数量相对较少，有较为充裕的时间进行细致诊疗，且我所带的几位徒弟能够协助整理病案。

这位小姑娘的症状表现为嘴唇特别红且干裂，睡觉时有蹬被子的习惯，夜间睡觉盖不住被子，不怕冷，大便气味臭秽，伴有鼻塞、流鼻涕，出汗较多，胃口不佳，同时手脚发凉。当我们观察到手足凉的症状时，很容易联想到虚证或寒证。然而，通过脉象诊断，发现其为右关太过脉，再结合嘴唇发红、夜间蹬被等症状，心中便初步拟定了治疗方案。

方证鉴别

此时，跟诊的徒弟提出疑问："她存在表证，如鼻塞流涕、咳喘，且汗出较多，根据'有表当先解表'的原则，加之汗出而喘，能否使用麻杏石甘汤呢？"这个问题问得十分到位，有理有据。胡老曾阐述"定法"，其中一条便是有表证时应当先解表，如《伤寒论》第32条"太阳与阳明合病"使用葛根汤先解表，第36条使用麻黄汤亦是先解表，此时不可用下法。就本案病情而言，看似可考虑为太阳阳明合病，如麻杏石甘汤、桂甘龙牡汤等，但不能仅从阳明论治，采用苦寒下法只会徒伤正气，导致引邪入里。第二条定法是当邪传半表半里时，只能进行和解，不能单纯解表。本案中右关太过，关脉候中焦，对应半表半里之位。从症状方面分析，存在上热之象，如唇红干裂、汗出多、蹬被子、大便臭等；同时也有下寒表现，如手足凉、胃口差、"默默不欲饮食"，此为上热下寒之证，结合脉象判断为半表半里证。对于邪传半表半里证，不能单纯解表，而应围绕半表半里进行治疗。陈建国老师在解读黄芩汤时指出，黄芩汤是由柴胡桂枝汤化裁而来。

就如本案，由于左侧脉未起，提示津血不足，故而去掉具有发散作用的柴胡、桂枝，保留苦平的黄芩、白芍以降下实热，使用甘平的甘草、大枣以补益正气。虽然患者并无呕吐症状，但存在咳喘咳痰，因此加用半夏、生姜以降逆祛痰。基于此，我给出的处方如下：

黄芩片 5g　　白芍 15g　　炙甘草 5g　　大枣 15g

姜半夏 15g　　桔梗 10g　　生姜 3 片

3 剂，水煎服，1 日 1 剂，每日 2 次。

需要说明的是，嘴唇红干裂在电脑上查看可能存在色差，实际上其颜色非常红。当遇到此类患者时，应引起足够的警惕，嘴唇红这一症状可作为方证判断的一个切入点，但并非绝对标准，还需脉证合参，综合各方面因素进行判断。大家可以看到，该患儿咳嗽 3 周，经过多种中西药及雾化治疗均未见效，而仅服用 3 剂中药后，咳嗽症状便大幅减轻，痰液明显减少，嘴唇的干红干裂状况也有所改善，放屁仍有臭味，出汗恢复正常，手脚凉的症状得到缓解，胃口也有所好转。患儿晚上睡觉依旧盖不住被子，甚至会把衣服捞起来晾肚子，这表明体内仍有热象。此时，其右侧关部脉象力量依旧有力，基本治疗方案不变，仅在剂量上进行了适当调整。儿科又被称为"哑科"，给小孩问诊相对麻烦。一方面，我们需通过家长详细了解小孩的具体情况；另一方面，要注重脉象诊断，采用高骨定关、"一指定三关"的方法，用一个手指去感受寸关尺的脉力。

知识拓展

我们学习过相关条文，知晓黄芩汤原本是用于治疗热利而腹痛的。然而，以上两个案例中的患者均无腹泻症状，却在治疗咳喘方面取得了显著疗效。对此，我查阅了诸多资料，探寻古代医家是否有类似的应用经验。经翻阅大量书籍发现，文献中对此提及较少，仅在陆渊雷所著的《伤寒论今释》中引用了《医书集解》的记载："黄芩加半夏生姜汤，亦治胆腑发咳，呕吐苦水如胆汁。"由此可见，这本书认为黄芩加半夏生姜汤可治疗胆腑引发的咳嗽，症状为咳吐苦水如胆汁。《黄帝内经》有云"五脏六腑皆令人咳"，或许这可称之为"胆咳"。

那么，问题来了，是不是咳嗽时见到"呕吐苦水如胆汁"就必定要使用黄芩加半夏生姜汤呢？反之，咳嗽时没有吐苦水就一定不能用黄芩加半夏生姜汤吗？再比如，咳到漏尿就认定为"膀胱咳"，进而判定为五苓散证？咳到"目胀如脱"就一定是越婢加半夏汤证吗？诸如此类，仅依据某一两个症状来确定方证，属于机械主义，是以偏概全的做法。仲景书中所记录的症状，只是举例说明，受限于当时的记录方式，不可能将所有症状都详尽地记录在竹简之上。胡老强调不能将现象当作本质，我们需要透过症状看本质，要在六经八纲方证理论以及仲景阴阳脉法理论的指导下研读原文，理解方证。

我个人认为，咳至吐苦水、漏尿、小儿常见的呕吐、流泪等症状，仅能表明咳嗽的程度较为严重，并不能据此直接确定方证。必须进行脉证合参，综合判断。例如，麦门冬汤所治的"大逆上气"咳嗽也极为厉害，其脉证特点为左寸不及；在此基础上，如果伴有汗出，且脉象呈现左寸不及＋右关太过，则可能是竹叶石膏汤证。同样是不及脉，若为双尺不及，同时伴有腰酸腿软、尿频等症状，则可能是肾气丸证，后世所谓的"肾咳"。若是太过脉，呈现双溢脉＋左关太过，则可能是越婢加半夏汤证。同样是太过脉，若出现汗出而渴、小便不利，且左寸太过或者为溢脉，再加上右关太过，便是五苓散证。实际上，有许多方证都可用于治疗咳嗽，包括真武汤也能治疗剧烈咳嗽，关键在于我们要对这些方证的脉证特点了如指掌，如此在临床中才能快速准确地做出判断。

芩汤脉证特征为右关太过，除此之外还有不少方证需要鉴别，列表（见表1）如下：

表 1 方证鉴别

方证	右手脉	病机	症状反应
黄芩汤	右关、尺部中、沉位太过（滑、数）	实热证（中焦、下焦）	下利、腹痛等
白虎汤	右手关部中位最有力（滑数）	实热证（中焦）	热、烦、多汗等
大黄黄连泻心汤	右关太过滑而数、急促	实热证（中焦）	心下痞、面红、衄血等
枳术汤	右关太过脉（中脉、沉脉、弦）	水饮证（中焦）	心下坚满
桂枝去桂加苓术汤	右关太过脉（中位、弦）	水饮证（中焦）	胃脘疼痛、小便不利、颈项拘急
泽泻汤	右关太过（中位、弦）	水饮证（中焦）	头晕、冒眩

通过上表可知，右关太过脉的"方证链"包含诸多方证，我们需熟悉掌握，以便在临床中灵活鉴别。例如，今年春节前，我院邀请陈老师前来带教指导。其间，有一位七八岁的小女孩，因高热、头晕而无法行走，由其父亲抱进诊室。陈老师号脉后，发现脉象为右关太过有力，左侧为不及脉，遂开具了白虎加北沙参、生地黄的药方，其中生石膏用量达100g。患儿服用一剂药后，高热即退，疗效令人震撼。我们将这个案例整理后，发表在"陈建国脉证经方"公众号上，具体为2024年4月11日的文章《白虎加人参汤退热案（附带跟诊录音）》，文中还附有当时的跟诊录音，感兴趣的同道可进一步关注学习。

又如大黄黄连泻心汤证，同样对应右关太过脉。我在中原卫生院下乡期间，曾接诊一位退伍军人。他体格壮实，前来就诊的原因是舌头出血，舌苔黄厚腻。我为其搭脉，发现右关太过且特别有力，于是采用大黄黄连泻心汤，以三味药泡水供其服用。第二诊时，患者舌头已不再出血，随后针对他的其他问题进行了相应治疗。

所以，当我们诊出右关太过脉时，应结合患者的症状表现进行综合判断，同时要熟悉相关条文，如此方能使诊断和治疗更为全面。

案例三

我们再来看第 3 个案例，这是一位 15 岁的女学生，也是今年的一例误治病例。该患者专程来到中原镇卫生院找我就诊。疫情期间，她因新冠感染高热不退，经我开药治疗后得以康复。此次，她在发热第一天就前来就诊，最高体温达 38.6℃。在服用小柴胡颗粒后有出汗现象，伴有轻微喉咙痛、口干口苦、怕风，无头痛症状，胃口不佳，脉象显示双关太过。此时，我们分析认为，病邪不在表。因为关脉太过提示中焦存在问题，所以我为她开具了小柴胡加石膏汤。鉴于双关太过，左关太过对应小柴胡汤，右关太过则用生石膏，又因喉咙稍有疼痛，加用了桔梗、薏苡仁，制定了如下治疗方案。我自认为该方案对于退热应无问题。处方如下：

柴胡 25g	黄芩 10g	姜半夏 15g	炙甘草 10g
大枣 30g	党参 10g	桔梗 10g	生石膏 45g
薏苡仁 45g			

3 剂，水煎服，1 日 1 剂，每日 2 次。

然而，患者用药后未见效果，仍持续发热。第三天，她再次前来就诊，此时已发热 3 天。她是在下午快下班时来找我的，体温丝毫未降，早晨体温 37.6℃，中午达 39.7℃，其间服用了西药退热药，就诊时体温为 38.3℃。患者伴有咳嗽咳痰，痰液呈黄色，无鼻塞、流鼻涕症状，稍有出汗，且出现口苦、食欲不振的情况。出现口苦症状，依据《伤寒论》第263条"少阳之为病，口苦咽干目眩"，表明邪传半表半里，此时不能单纯解表，和解之法最为适宜。因此，我仍认为是小柴胡汤证。由于患者咳嗽咳痰，遂合用半夏厚朴汤以祛痰止咳，并加用生石膏清阳明热。此次用药剂量较大，柴胡用至25g（原文为八两，柴胡用于退热时，药量必须充足），生石膏45g，其他药物基本采用常规剂量。我心想，此次治疗应该能够见效。处方调整为：

柴胡 25g	黄芩 10g	法半夏 15g	炙甘草 15g
大枣 15g	党参 15g	桔梗 15g	生石膏 45g
茯苓 15g	厚朴 10g	炒紫苏子 15g	

3剂，水煎服，1日1剂，每日2次。

但是，到了第三诊，患者病情仍未好转，至第5天依然发热，这便是我们在临床中常遇到的实际问题。我在门诊治疗发热时，通常建议患者尽量避免使用西药退热，除非在极为特殊的情况下，因为中药完全能够实现退热，只要辨证准确，用药得当，当晚即可退热。面对该患者经两诊治疗仍无效的情况，我心中不禁紧张起来，遂打起十二分精神，仔细进行辨证。此时患者仍有低热、口苦、声音嘶哑、咳嗽，痰液变为淡黄色，无恶心呕吐症状，胃口有所改善，前一天大便稍稀，小便正常，舌质淡红，薄白苔。再次为其号脉，脉象依旧为双关太过，仔细体会，右关脉力量大于左关。小柴胡汤的脉证特点应为左关太过的气滞脉，而本案是右关大于左关，难怪小柴胡汤治疗无效。结合患者嘴唇特别红的症状，此次我们更换了处方，采用黄芩加半夏生姜汤加桔梗，具体处方如下：

| 黄芩 15g | 炒白芍 10g | 姜半夏 25g | 炙甘草 10g |
| 大枣 15g | 桔梗 10g | 生姜 3片 | |

3剂，水煎服，日1剂。

该患者于2月2日就诊，2月3日20：33通过微信回访，患者家长反馈：今早体温37.4℃，中午至晚上体温恢复正常，咳嗽症状也明显好转。由于临近年关，患者未再复诊，后续再次回访得知，已完全康复。本案中，首诊、二诊给予小柴胡汤加味治疗无效，三诊改用黄芩加半夏生姜汤后，第二天患者热退咳止，疗效显著，充分彰显了经方的魅力。

方证鉴别

通过这个病案，有诸多方面值得我们反思。首先，小柴胡汤证与黄芩加半夏生姜汤证应如何区分？实际上，陈建国老师在其著作《经方脉证图解》一书的第 92 页明确指出："临床中表现为口苦、咽干等症，但脉证并非左手关部太过脉，反而是右手太过脉，则绝不是柴胡证，而黄芩汤证较多。具体再从脉证上详细鉴别，即可准确选用方药。"陈建国老师早已阐述得十分清楚，只是我们未能深刻领会。通过本案，我们对这句话的理解更加深入。

其次，除了这两个方证之外，还需思考与哪些方证进行鉴别。典型的小柴胡汤脉证，其左关太过属于气滞脉，脉管张力极高，且左关脉最为有力、突出。在此基础上，若再见到右关也太过有力，有可能是大柴胡汤，或者是小柴胡加芒硝或加石膏汤，结合症状反应，鉴别并不困难。在双关太过的基础上，若再出现双溢脉，就要考虑有柴胡加龙骨牡蛎汤的可能。如果是左关太过，同时伴有右不及脉，就要留意柴胡桂枝干姜汤。柴胡类方典型的脉证特点是，左关脉必定太过，且为气滞脉，脉管充盈、应指有力。

单纯的黄芩汤，其右侧关部脉最为有力，加上半夏生姜汤，即合上了小半夏汤。小半夏汤的脉证特点是左关出现水饮脉，二者结合，同样表现为双关太过。特别需要注意的是，此时左关虽也太过，但并非柴胡剂的脉特征，而是水饮脉，脉管的充盈度以及应指的力度相对较弱，且从脉力来看，右关大于左关。经过这次教训，当遇到双关太过的脉象时，我们要注意鉴别左右手关脉哪边力量更强。有时难以把握，可以通过脉证合参，相互印证。本案还有一个特点，即患者嘴唇特别红，再结合腹泻等症状，基本可以辅助诊断。

海南五指山市中医院的冯柏阳师兄，也曾参加过陈建国老师的脉诊班，是一位坚定的中医从业者。他原本在五指山市人民医院（海南省第二人民医院）工作，因热爱中医，跳槽至中医院。恰巧在我来南阳的前一周，他在我们"海南经方医学"微信群里发布了一条信息："最近诊治好几例发热、呕吐、腹痛的小儿，学习吴灿主任的经验，脉象多为右关太过，用黄芩加半夏生姜汤一剂即止。"当然，这并非学习我的个人经验，我只是将学习应用仲景阴阳脉法的体会分享到群里而已。像这类小儿发热，伴有发热、呕吐、肚子痛的症状，很容易联想到小柴胡汤，因为《伤寒论》中有"呕而发热者，小柴胡汤主之"，胡老也讲过腹痛有小柴胡加芍药的可能。此外，《金匮要略》收录的《外台》中提到"柴胡桂枝汤治心腹卒中痛者"。可能涉及的方证众多，为何唯独选用黄芩加半夏生姜汤呢？主要还是依靠脉证合参，通过脉证特征，很容易就能进行鉴别。

谈及用黄芩汤退热，大家可能会觉得新奇。实际上，古人早有丰富的经验。张璐在《伤寒缵论》中明确指出："黄芩汤乃温病之主方……黄芩主在里风热，不易之定法。""温病始发，即当用黄芩汤去热为主"等。由此可见，他对黄芩汤的定位颇高，认为黄芩汤是温病的主方，温病初发时，应以黄芩汤去热为主。可见，黄芩汤完全具备退热的功效，只是我们对其重视程度不足。

方证剂量对比见表 2。

表 2　方证剂量对比

方药	药物						
	黄芩	芍药	甘草	大枣	生姜	半夏	其他药物
黄芩汤	三两	二两	二两	12 枚			
小阴旦汤	三两	三两	二两	12 枚	二两		
黄芩加半夏生姜汤	三两	二两	二两	12 枚	一两半	半升	

续表

方药	药物						
	黄芩	芍药	甘草	大枣	生姜	半夏	其他药物
小柴胡汤	三两		三两	12枚	三两	半升	柴胡半斤人参三两
大阴旦汤	三两	四两	二两	12枚	三两	一升	柴胡八两人参三两

通过表格对比可知，若忽略药物剂量差异，单纯从药物组成角度而言，在黄芩汤与黄芩加半夏生姜汤之间，存在一个过渡的方证——小阴旦汤。学习小阴旦汤的条文，有助于弥补《伤寒论》原文表述过于简略的不足。

我们来看《辅行诀》中对小阴旦汤的记载：

治天行（病）身热，汗出，头目痛，腹中痛，干呕，下利者方。黄芩三两、芍药三两、生姜二两（切）、甘草二两（炙）、大枣十二枚。上五味，以水七升，煮取三升，温服一升，日三服。腹汤已，如人行三四里时，令病人啜白截浆一器，以助药力，身热去，自愈（利自止）也。

小阴旦汤主治何种病症呢？其主治"天行身热"，这同样属于发热症状。当我们开具黄芩汤时，若病情有需要，可添加生姜，而无须加半夏。此时，所开之方实则为小阴旦汤。这看似不经意之举，实则是一个蕴含历史渊源的妙方。

刚才提及小柴胡汤加芍药可治疗腹痛，此处方在《辅行诀》中被称为大阴旦汤。原文记载："大阴旦汤治凡病头目眩晕，咽中干，每喜干呕，食不下，心中烦满，胸胁支痛，往来寒热方。"

通过上述表格，我们还可发现，黄芩加半夏生姜汤处于中间位置，其上方为黄芩汤、小阴旦汤，下方为小柴胡汤、大阴旦汤。通过"方证链"进行对比学习，有助于掌握这一系列方证。

案例四

刚才讲到桂枝去桂加苓术汤对应的是右关太过水饮脉，提及这个方证，我这儿有一个误治病案。该患者来自河南信阳，他的同学在海南过冬期间，在我处就诊，疗效颇佳。他得知后，夫妻二人专程坐飞机到海南琼海找我看病。我当时开玩笑说："您这是被您同学'忽悠'过来的吧？您这可给我带来了不小的压力啊！"

这位患者于今年4月24日前来就诊，自述头晕耳鸣已有1年多，耳鸣如蝉鸣般日夜不停，且午后头昏沉症状加重。此外，还伴有心慌、胸闷，喜欢叹气，口微干苦，腹部无明显不适，胃口尚可，大便不成形，每日2次，夜尿次数为0，出汗情况正常，睡眠良好，无四肢逆冷症状。舌象表现为舌淡红，薄白苔，脉象为双溢脉且右侧更为明显，双关太过也是右侧显著，右关部呈现水饮脉。患者曾接受甲状腺癌手术，目前因甲减正在服用优甲乐进行治疗。

针对该患者的情况，我们应如何治疗呢？患者头晕耳鸣、心慌胸闷、大便不成形，且双关脉均太过，呈现水饮脉。这种情况下，我们首先会考虑使用苓桂剂，比如苓桂术甘汤，对吧？如果脉象沉弱，也有可能适用真武汤。一般而言，左关太过水饮脉，宜用苓桂术甘汤；右关太过水饮脉，则用桂枝去桂加苓术汤。因此，首诊为该患者制定的治疗方案是桂枝去桂加苓术汤。我记得今年年初，在我院举办的"第二届海南脉证经方论"上，刘志国主任曾汇报过用桂枝去桂加苓术汤治疗眩晕的案例。考虑到这位患者的脉象也是水饮脉，且右侧较为明显，所以选用了桂枝去桂加苓术汤，并加用了一味泽泻，取泽泻汤之意。因为泽泻汤同样适用于右关太过之证，《金匮要略》中提到"心下有支饮，其人苦冒眩"。两方合用，我认为应该效果不错，毕竟患者大老远专程赶来，着实不易。然而，患者服药5天后前来复诊，反馈效果不佳，他表示"只有一点点效果"。经方讲究方证对应，若方证相符，效果理应十分显著，患者称稍有好转，实则等同于效果不理想。

我们再次仔细观察这位患者，发现他右关太过，且满脸通红，手掌也通红。初诊时他就问我："吴主任，您看我这手掌特别红，但肝胆体检都正常，不知道是什么原因？看了西医，医生都说没事。"他的大、小鱼际特别红，颜面也很红，不过嘴唇并不红。此次，我为他开具了黄芩加半夏生姜汤，并因右侧溢脉有力，加用了一味栀子。具体处方如下：

黄芩 15g   白芍 9g   炙甘草 9g   大枣 9g

生姜 9g   清半夏 15g   炒栀子 12g

配 7 剂颗粒剂，开水冲服，日 1 剂，分两次服

到了第三诊，效果显现。患者称头晕症状大幅减轻，好转程度达到百分之八九十，耳鸣、脑鸣症状也减轻了一半，首诊时患者未提及除耳鸣外还有脑鸣症状，心慌胸闷、频繁叹气的症状也基本改善。

他还特别提到："您看我这手掌没那么红了，太好了！"我接过话半开玩笑说："您老家河南，以前是不是练家子啊？练过红砂掌？还是铁布衫？"

鉴于临床效果良好，且脉证基本与之前相同，遂守方再开 10 天的药量，之后患者便飞回了老家。患者的夫人伴有失眠多梦症状，我给予四逆散合桂枝茯苓丸进行治疗，疗效也颇为不错，可谓夫妻双双满意而归。7 月初我整理本案时，再次回访患者，其反馈诸症均有改善，无明显不适。

方证鉴别

这里就涉及一个问题，我们再来仔细分析本案，其中涉及两方面内容：一方面是"水毒"，需采用祛饮利水之法，这里的"水毒"涵盖痰、湿、水、饮等；另一方面是热邪，需要清热，这不就是后世所说的"水热互结"吗？顺着这个思路，我们会发现不少类似方证，需要进一步加以鉴别。我们通过表格对部分常用的方证进行鉴别，如下（见表 3）。

表3　方证鉴别表2

方证	水/湿/痰	清热药物	脉证特诊	症状反应
黄芩加半夏生姜汤	半夏	黄芩	双关太过，左关水饮脉	下利、呕吐等
小陷胸汤	半夏	黄连、全瓜蒌	右关太过	胸膈满闷、心烦、按之心下痛等
大陷胸汤	甘遂	大黄、芒硝	右手太过脉	结胸热结，心下通，按之石硬，腹满而痛等
木防己汤	防己	生石膏	右关太过	膈间支饮，喘满，心下痞坚，面色黧黑
己椒苈黄丸	防己、椒目、葶苈子	大黄	右手太过脉	腹满、口舌干燥

通过表格，水热互结的"方证链"清晰呈现，其脉证特征均为右手脉太过。然而，由于"水毒"所处部位不同，所表现出的症状各异，故而需选用不同的中药，清热药的选用亦是如此。例如，小陷胸汤，《伤寒论》记载"正在心下，按之则痛，小陷胸汤主之"。小结胸病的治疗以小陷胸汤为代表方，方中用半夏辛平之性祛饮降逆，黄连、瓜蒌苦寒清热除烦。木防己汤，《金匮要略》言"膈间支饮，其人喘满，心下痞坚，面色黧黑，其脉沉紧……木防己汤主之"。方中用大量生石膏（十二枚，如鸡子大），直接降泄，再配合具有升散作用的防己、桂枝，升降相伍，以降为主，加人参健胃生津以扶正。若病情较重，可用芒硝替换石膏，以增强泄下之力。

当然，还有大陷胸丸，方中大黄、甘遂、芒硝三味药皆为苦寒之品，攻下之力峻猛，针对上焦、中焦和下焦的实热证以及水饮证。又如己椒苈黄丸，陈老师曾在海南省海医二附院带教时，为一位肝癌患者开方，患者腹胀如鼓，陈老师用己椒苈黄丸改汤剂，患者肚胀腹水症状明显改善。

由此可见，对于右手太过脉的水热互结之证，并非仅有一个方证，而是存在一类方证。通过对比学习，我们应努力掌握这一系列方证链。只有在平时多下功夫，将每个方证理解透彻，临床时才能做到心中有数、运用自如。否则，面对患者时，即便感觉有合适的方证，却怎么也想不起来，那种抓耳挠腮的焦急心情，想必大家都曾有过体会。

关于黄芩汤

接下来，我们谈谈黄芩汤。前段时间，黄芩汤在中医界成为"网红"。耶鲁大学郑永齐教授团队研究发现，黄芩汤可用于结直肠癌、肝癌、胰腺癌等肿瘤疾病的治疗，尤其在缓解结直肠癌化疗不良反应方面，展现出良好疗效，如减轻腹泻、恶心、呕吐等症状，且黄芩汤还能减缓肿瘤生长，修复受损肠道。该研究结果发表于权威杂志《Science Translational Medicine》上，在国内中医界引起了轰动。研究成果众多，在此我们不一一展开。我的问题是："是不是所有的结直肠癌、肝癌、胰腺癌都可以用黄芩汤治疗？"若答案是肯定的，那么这些癌症的治疗将会变得异常简单，但事实并非如此。所以，陈老师常讲"是我们的诊断出了问题"，中医诊断不明确，导致疗效欠佳。我们的诊断应直指方证，通过号脉直接判断出方证，将诊断与治疗紧密结合。

《伤寒论》第 172 条记载："太阳与少阳合病，自下利者，与黄芩汤，若呕者，黄芩加半夏生姜汤主之。"《金匮要略·呕吐哕下利病脉证治》中提到："干呕而利者，黄芩加半夏生姜汤主之。"还有第 333 条等，原文记录较为简略。此方被称为治疗下利的祖方，这是临床事实，但我们不能将其局限于治疗腹痛腹泻的热痢之方。我们要透过条文，做到知常达变，活学活用经方。

黄煌教授在其最新出版的《经方方证》一书中指出：黄芩汤是经典的热利方，也是传统的清里热方，具有除烦热、止腹痛、止血、治热痹的功效。黄芩汤证以腹痛为临床特征，多见于发热性疾病、消化系统疾病、妇科疾病、自身免疫性疾病、肿瘤等，其病变以盆腹腔为主，但又不限于此。对于涉及全身的疾病，需要合方或加味治疗。

娄绍昆先生在《娄绍昆讲经方》一书中"从黄芩汤、半夏泻心汤到小柴胡汤——拓展性问题"章节提到该方的要点是：下利腹痛、下腹部不适、口苦尿黄者，黄芩汤主之；若呕者，黄芩加半夏生姜汤主之。特别指出：该方既具有治疗下利的作用，又具有治疗呕吐的作用，所以它成为后来衍生出泻心汤类方和柴胡汤类方的根源。

陈老师则认为黄芩汤是由柴胡桂枝汤化裁而来，将柴胡桂枝汤中具有升散作用的柴胡、半夏、桂枝、生姜去掉，再减去人参，原本属于升法的柴胡桂枝汤就转变为降法的黄芩汤法。由于黄芩汤证是由柴胡桂枝汤证发展而来，所以在临床上两者症状表现相似度极高，给方证鉴别带来了困难。但若采用脉证合参的方法，两者区别则十分明显。

黄芩加半夏生姜汤，适用于黄芩汤证又见呕逆者。我个人认为黄芩加半夏生姜汤证在临床中更为常用，可将其看作黄芩汤与小半夏汤的合方。一般来说，合方的适应证更为广泛，而且合方后的方证与小柴胡汤证非常接近。我将黄芩加半夏生姜汤视为小柴胡汤的姊妹方，小柴胡汤声名远扬，而与之对应的黄芩加半夏生姜汤却鲜为人知。主要原因是我们对其了解不足，不会运用，所以有必要将其作为重点进行学习。

方证由药证发展而来，对每味中药的深入理解有助于加深对方证的认识。陈老师对中药的理解独具见解，他用阴阳升降理论解读药证，并已整理出版《神农升降药法》，为我们打开了新的思路。在黄芩加半夏生姜汤中，黄芩、白芍苦平，可降下实热；生姜、半夏辛温，能散邪，一苦一温，辛开苦降，佐以甘平的甘草、大枣补益生津，已初具半夏泻心汤的雏形。因此，娄绍昆先生将黄芩汤、半夏泻心汤、小柴胡汤放在一起进行对比学习研究。这给我们一个启示，当临床中想用小柴胡汤、半夏泻心汤时，要留意是否存在黄芩汤证或黄芩加半夏生姜汤证的可能。

黄芩汤以黄芩命名，因此最后介绍一组以黄芩为主的方证链。根据病情里热的程度与特点，可以单独使用黄芩，或黄芩、黄连并用，病情更严重时，可大黄、黄芩、黄连三黄同用。因为里有热，热易伤阴津血，所以需要顾护胃气。根据具体情况，可选用大枣、甘草，或人参，或生地黄，或血肉有形之品阿胶、鸡子黄等。由于阴阳互根互用，里热之邪不但伤阴津血，若阴损及阳，还会导致阳气不足。因此，根据病情，若阳虚饮停，则合用小半夏汤；若里寒，则加干姜，如干姜黄芩黄连人参汤；里寒甚者，加附子温阳振奋，即附子泻心汤等。如果不但有邪热壅盛，而且中焦胃虚，还有下焦虚寒，则需要三方面同时协同治疗，代表方证就是三个泻心汤（半夏/生姜/甘草泻心汤），后世总结为上呕、中痞、下利，采用辛开苦降之法等。当然，如果正气充足，胃气不弱，则可强力攻邪，如三黄泻心汤。列表（表4）对比如下：

表4　黄芩为主的方证链对比

用方	功效		
	清热降泻	护胃生津	温阳散邪
黄芩汤	黄芩、白芍	大枣、甘草	——
黄芩加半夏生姜汤	黄芩、白芍	大枣、甘草	半夏、生姜
三物黄芩汤	黄芩、苦参	生地黄	——
黄连阿胶汤	黄连、黄芩、白芍	阿胶、鸡子黄	——
三黄泻心汤	大黄、黄连、黄芩	——	——
附子泻心汤	大黄、黄连、黄芩	——	附子
干姜芩连人参汤	黄芩、黄连	人参	干姜
半夏/甘草/生姜泻心汤	黄芩、黄连	人参、大枣、甘草	半夏、干姜/生姜

除了上表所罗列的方证之外，还需留意《外台》黄芩人参汤、葛根黄芩黄连汤、黄连汤等。因时间有限，在此不再赘述。

在仲景阴阳脉法的指导下，我们能够知常达变，灵活运用经方。例如，我曾以黄芩加半夏生姜汤合五苓散治疗发热咳嗽经久不退者，也曾用黄芩加半夏生姜汤治疗中学生的面部痤疮等。临床案例众多，难以逐一介绍，关键在于精准掌握方证的应用指征。

最后进行总结，我个人认为，黄芩加半夏生姜汤方证的应用有以下几个关键要点：第一点，我借鉴黄煌老师总结的"唇红如妆"这一特征，大家在临床实践中可加以体会。此特征在青少年女性中较为常见，部分小男孩也会出现这种情况。不过，老年人中鲜见唇红之象，但这并不意味着他们没有应用该方的机会。

第二点，在脉证经方的指导下，相关特征更为明晰。黄芩汤对应的脉象，通常为右侧关部或者右侧尺部最为有力，就我个人经验而言，右侧关部出现此脉象的频率相对更高。当合上小半夏汤时，常见左关太过的水饮脉。

第三点，原文所记录的"自下利"，并非使用黄芩汤的绝对标准。

第四点，关于黄芩加半夏生姜汤的病位，存在一定争议。我个人认为，将本方与小柴胡汤对照来看，有助于加深理解。

第五点是"方机"，黄芩加半夏生姜汤具有三层方机：黄芩、芍药用于撤热，半夏、生姜可辛散邪气，甘草、大枣能够建中。因此，不能简单地将黄芩加半夏生姜汤视为单纯的清热剂。我们可根据病情反应进行调整，若胃虚症状明显，可加用人参；若左关太过之象显著，可加用柴胡以散邪等。我们都知道柴胡类方是备受关注的"网红"方剂，大家对其十分熟悉，然而，与之相对应的黄芩加半夏生姜汤方证，我们的认识还不够深入。所以，今天我通过几个案例，向大家汇报我近期的学习心得体会，从多个不同角度进行对比分析，构建方证链、方证网，期望能帮助大家全面认识这一方证。

以上便是我今天向大家汇报的全部内容，若有不当之处，恳请大家批评指正，谢谢！

刘志国（主持人）：感谢吴主任的精彩讲座！短短一个小时，却让人感觉时间飞逝，讲座很快就结束了。吴主任从多个角度对黄芩加半夏生姜汤进行了深入阐释。

首先，吴主任指出这个方子对应的脉象是右手太过脉，左右关太过，且左关呈现水饮脉。接着，又从右关太过这一角度展开对比，介绍了撤热的三黄泻心汤、白虎汤，以及同样是对应右手太过水饮脉的泽泻汤、桂枝去桂加茯苓白术汤等。

此外，吴主任还讲解了右手太过的水热互结相关方证，如小陷胸汤、木防己汤等方证，全方位、详细地剖析了黄芩加半夏生姜汤。而且，所列举的医案也十分典型，还为我们科普了"胆咳"这一概念，我还是第一次听闻。因为我明天也要向大家汇报一个关于咳嗽的主题，原本觉得自己常用的治咳方法已较为全面，但今天听完吴主任的课，又有了新的收获。下次治疗咳嗽时，便又多了黄芩加半夏生姜汤这一方证可供选择。吴主任对方证掌握得如此全面，难怪会有患者不远万里坐飞机前来找他看病，且都取得了良好的疗效。

让我们再次以热烈的掌声感谢吴主任的精彩讲座，再次感谢！

仲景阴阳脉法应用体会

纪俊杰

刘志国（主持人）：欢迎我们的下一位讲者。我想在座各位应该都听闻过一位颇具传奇色彩的人物，这位医生在上班时间最多能接诊 170 位左右的患者，在座的各位有谁见过如此高强度接诊的情况吗？我们的主治医师纪俊杰大夫，一天接诊 170 位患者都算少的，多的时候白天上班要看 100 多位，晚上回家还接着看。总之，一天要看一两百个患者，这实在是难能可贵。

纪大夫的看病风格与他的简介颇为相似，非常简洁明了。纪大夫毕业于福建中医药大学，是厦门市同安区中医院内科门诊的医生，他运用纯中医方法治疗众多多发病、疑难病，而且看病速度极快，大家或许也有所耳闻。纪大夫看病时，由于临床重点依靠脉诊，所以要求患者最好不要多说话，说得太多反而干扰诊断。下面让我们以热烈的掌声欢迎纪大夫。

纪俊杰：

尊敬的陈建国老师，尊敬的各位同道，大家下午好！我今天报告的主题是《仲景阴阳脉法应用体会》。2021 年 5 月，我接触到了仲景阴阳脉法。在学习仲景阴阳脉法之前，我一直在苦苦探寻有效的把脉方法，却始终不得要领，一直未能找到那种对脉象了然于指下的感觉。学习了仲景阴阳脉法之后，我顿时眼前一亮，这不正是我苦苦追寻的脉法吗？结合之前的思路，我有一种相见恨晚、心中豁然开朗的感觉。

在运用仲景阴阳脉法之前，由于缺乏这一脉法的加持，诊断不够明确。虽然看诊的有效率尚可，但我心里始终没底。有时候患者的病好了，也就过去了；没好的话，我也不清楚原因，因为我自认为辨证并无问题，所以时常感到苦恼。遇到无效病例或者病情反复的病例前来复诊，我也只能硬着头皮更改药方，因为根本不知道问题究竟出在哪里。但是，学习了陈建国老师的仲景阴阳脉法之后，诊断变得清晰明确，我心里自然也就有了底气。

当那些无效病例来复诊时，如果脉证没有变化，那就意味着病机未变，可能是我们所用药物的药力不够，无法改变病机，所以通常会继续原来的治疗方案，往往能取得较好的效果。那些病情反复的病例，大多是因为虽然症状消失了，但脉象尚未平复，患者就自行停药，不再前来复诊，所以病情容易反复。因此，判断患者的病是否痊愈，有了仲景阴阳脉法的加持就变得很简单：脉平了，就表明病已痊愈，无须再服药；如果脉未平，就需要继续治疗。

接下来展示的这张图（图2），大家想必已看过。此图很好地总结了陈建国老师仲景阴阳脉法的主要思想：以左右手分阴阳，以太过与不及辨虚实。左手属阴，右手属阳，左手脉太过即阴盛，治法用辛温升法；右手脉太过为阳盛，治法为苦寒降法；左脉不及为阴虚，治法是甘寒降法；右脉不及为阳虚，治法为甘温升法。

	左	右
实（太过）	阴盛（实寒） 治法：辛温升法 实寒（含表证）：麻黄汤【桂枝汤】	阳盛（实热） 治法：苦寒降法 实热：大承气汤【白虎汤】
含病理产物类： 气血津液（实证）	气血津液（实证） 气滞：小柴胡汤 血瘀：当归四逆汤 水湿痰饮：苓桂术甘汤	气血津液（实证） 气滞：半夏泻心汤 血瘀：桃核承气汤 水湿痰饮：泽泻汤
虚（不及）	阴虚（阴虚、津液虚、血虚） 治法：甘寒降法 阴虚：百合地黄汤	阳虚（阳虚、气虚） 治法：甘温升法 阳虚：四逆汤【理中丸】

图 2　仲景阴阳脉法思想图

若单个脉出现太过或不及：左寸不及，代表上焦阴虚，常用方有麦门冬汤、炙甘草汤、桂枝甘草汤等；左关不及为中焦阴虚，常用方是甘麦大枣汤；左尺不及为下焦阴虚，常用方剂为百合地黄汤、六味地黄丸等。左寸太过，表明上焦阴盛，常用方剂有麻黄汤、桂枝汤、半夏散及汤等；左关太过即中焦阴盛，常用方剂为小柴胡汤、苓桂术甘汤等；左尺太过为下焦阴盛，常用方剂是麻黄附子细辛汤。

就右脉而言，右寸不及为上焦阳虚，常用方是甘草干姜汤；右关不及为中焦阳虚，常用方是理中汤；右尺不及为下焦阳虚，常用方是四逆汤。右寸太过意味着上焦阳盛，常用方剂是葶苈大枣泻肺汤、栀子豉汤等；右关太过即中焦阳盛，常用方剂是白虎汤、大黄黄连泻心汤等；右尺太过为下焦阳盛，常用方剂为四妙散、大承气汤等。

接下来进行病例分析。我的记录十分简洁，正如刘主任所言，患者就诊时，我一诊脉，再询问两三个问题，基本就能明晰患者全部问题，故我的病例均很简单。

病例一

患者陈某，男，38 岁，是我自幼相识的朋友。他平素身体素质良好，此次因全身酸痛、头痛剧烈就诊，同时伴有鼻塞、流涕、咳嗽咽干等上呼吸道症状。当时测血压高达 170/102mmHg，其平素血压正常。经脉象诊断，左寸不及 -1.5，右关太过 1，属阴虚阳盛之证，故为其开具竹叶石膏汤。具体药方如下：

麦门冬 80g	北沙参 20g	甘草 10g	大枣 10g
姜半夏 9g	浮小麦 30g	淡竹叶 8g	石膏 40g

3 剂

3 天后患者复诊，自述头痛已消失，全身仅残留少许酸痛。再次诊脉，左寸不及变为 -1，右关太过仍为 1，血压恢复至正常水平（118/75mmHg），仍呈阴虚阳盛之象。于是，处方沿用一诊方，去掉石膏、竹叶，加入荷叶10g、黄连6g，同时将麦冬用量减至60g，共开7剂以巩固疗效。后来，该患者带朋友就诊时反馈，身体已无任何不适。

该患者主要以上呼吸道症状就诊。若未运用仲景阴阳脉法，按常规辨证，一般会采用解表法治疗，如用葛根汤、桂枝汤，或再加一点石膏类药物，但肯定不会用竹叶石膏汤。然而，若用解表方剂，就与患者病机完全相悖，病情必然加重，而非好转。

病例二

患者叶某，女，51岁，以咳嗽2个月余为主诉就诊，伴有咽干、有黏痰。脉象表现单一，为左寸不及 -1.5，提示上焦阴虚。结合其症状，开具麦门冬汤，采用常规用量：

麦冬80g　　北沙参20g　　姜半夏9g　　甘草10g

大枣10g　　山药20g

7剂

1周后复诊，患者咳嗽消失，仅余少许咽干，脉象明显好转，左寸不及变为 -0.5。遂守一诊方，将麦冬用量减为50g，开具7剂以巩固疗效。此病例脉证相符，疗效显著。

病例三

患者陈某，女，36岁，于今年3月就诊，主诉为头晕伴咽干两天，自觉身体疲乏。脉象显示左关太过0.5，右尺不及 -1，右尺不及较明显，故诊断以下焦阳虚为主。据此，开具处方为四逆汤，并加用磁石、桔梗：

煅磁石10g　　附片10g（先煎）　　干姜8g　　甘草15g

桔梗12g

5剂

之后，患者带孩子复诊时表示，服用上方后症状全部消失。该患者以咽干、头晕为主诉就诊，选用四逆汤的主要依据是右尺不及。

病例四

患者吴某，男，16岁，同样于今年3月就诊，主诉为疲乏、头痛1周，且多年来面部经常长痘，无其他特殊症状。脉象显示左侧溢脉 0.5，右侧溢脉 0.5，右关尺不及 -1，以右关尺不及为主，诊断为中下焦阳虚。因此，主要方剂选用附子理中汤。鉴于双侧溢脉，加用煅牡蛎、桂枝，后又添加枸杞以增强补肾作用，具体药方如下：

附片 10g（先煎）	党参 10g	炒白术 10g	干姜 8g
煅牡蛎 30g	甘草 15g	桂枝 6g	枸杞 20g

7 剂

1周后复诊，患者疲乏、头痛症状消失，但出现少许咳嗽，长痘情况也有所好转。脉象变为左寸不及 -1.5，右寸不及 -1，右关太过 1，诊断为阴虚阳盛伴有上焦阳虚，处方为竹叶石膏汤合上甘草干姜汤：

淡竹叶 8g	生石膏 30g	麦门冬 80g	北沙参 20g
甘草 15g	大枣 15g	姜半夏 9g	浮小麦 40g
干姜 8g			

7 剂

三诊时，患者咳嗽症状消失，长痘情况明显好转，脉象变为左寸不及 -1，右关太过 0.5，以上焦阴虚为主，故给出处方为麦门冬汤：

麦门冬 50g	北沙参 20g	甘草 10g	大枣 10g
姜半夏 9g	浮小麦 30g		

7 剂

该患者3月就诊时，当地正处于新冠大流行时期，推测其可能感染新冠。二诊时，表现出的是其原本的阴虚阳盛体质。在短短几天内，病机呈现一温一凉、一虚一实的巨大差异，唯有借助对脉证的精准把握，方能如此笃定地进行诊疗。

病例五

患者卢某，男，25 岁，于今年 2 月就诊，主诉为疲乏 1 个多月，且容易出汗，近 3 个月来，每晚躺下后皮肤瘙痒。脉象显示左寸不及 −2，右侧溢脉 0.5，右关脉太过 1，为明显的阴虚阳盛脉象。因此，开具处方为竹叶石膏汤，其中麦冬用量为 100g：

淡竹叶 10g	石膏 40g	麦门冬 100g	北沙参 20g
甘草 10g	大枣 10g	姜半夏 6g	浮小麦 40g

7 剂

3 月复诊时，患者表示服用上方后症状消失，但近 3 天又开始流鼻涕。此时脉象变为右尺明显不及 −1.5，左关太过 0.5，呈现明显的下焦阳虚脉象。于是，开具处方为四逆汤，并加用杏仁、当归：

附片 10g（先煎）	干姜 8g	甘草 15g	杏仁 10g
当归 6g			

7 剂

该患者在短短半个多月时间内，脉象及症状表现出一次阴虚阳盛、一次阳虚的变化，正是在脉证的指导下，才能如此灵活地调整用药。

病例六

患者叶某，于今年 3 月就诊，主诉为胃脘部剧烈疼痛 3 天。患者平素食用糯米后胃部会有不适感，无其他特殊症状。脉象显示左关脉紧且带涩，程度为 1，诊断为中焦阴盛。因此，采用吴茱萸生姜汤加山楂治疗，吴茱萸、生姜各用 15g，山楂 10g。

3 天后复诊，患者称服药第一天疼痛即消失，此时脉象变为左关弦太过

1，右关尺太过 1，遂给出大柴胡汤的处方：

柴胡 24g	白芍 10g	枳实 10g	大枣 10g
生姜 6g	姜半夏 9g	黄芩 10g	酒大黄 6g

7 剂

该患者在短短 3 天内，脉象变化显著。经多年观察发现，机体需要治疗时，脉象会有所表现，医者只需依据脉象诊疗即可。

病例七

患者庄某，男，85 岁，于今年 3 月就诊，自述脚底发热已有 20 余年，每晚均会因脚热而半夜醒来，醒来后需将双脚泡在凉水中才能逐渐缓解。患者四处求医，均未取得明显疗效，无其他症状。脉象显示左寸不及 –2，右侧溢脉 0.5，右关太过 1，为阴虚阳盛脉象，故直接开具竹叶石膏汤：

淡竹叶 8g	石膏 40g	麦冬 100g	北沙参 20g
姜半夏 9g	甘草 10g	大枣 15g	浮小麦 30g

7 剂

二诊时，患者称脚底热症状消失，自述第一天服用 1 剂药后症状即明显好转，第二天症状完全消失。此时脉象为左寸不及 –1，右关太过 0.5，仍以阴虚阳盛为主。因此，守一诊方，将麦冬改为 50g、石膏 20g、淡竹叶 5g，开具 7 剂以巩固疗效。该患者可谓一剂知二剂已，虽二诊时脉象尚未平复，但症状已全部消失。

针对该患者的问题，一般可能会考虑湿热下注或下焦阴虚阳盛，从而使用清湿热的药物或知柏地黄丸等。但在脉证的明确指导下，判断为上焦阴虚，果断选用竹叶石膏汤，取得了满意的疗效。

病例八

患者叶某，女，55 岁，于今年 3 月就诊，主诉为口干、自觉火气大 1 个多月，伴有心慌、疲乏。脉象显示右关尺重按无力 –1.5，左关濡且带涩，程度为 1。因以右关尺重按无力为主，诊断为中下焦阳虚，故以附子理中汤为主方。又因左关脉涩且濡，加用煅磁石、茯苓、当归：

煅磁石 10g	附片 10g（先煎）	党参 10g	炒白术 10g
干姜 8g	甘草 15g	茯苓 20g	当归 5g

7 剂

1 周后复诊，患者反馈口干、火气大症状明显好转，脉象变为右关重按无力 –1，左关濡且带涩 0.5。根据脉证，给出处方为理中汤加上代赭石，因左关仍有濡涩之象，继续加用当归、茯苓：

党参 10g	炒白术 10g	干姜 10g	甘草 10g
当归 5g	代赭石 10g	茯苓 15g	

7 剂

之后，该患者因其他问题前来治疗，经过这两三次治疗，火气大的问题已解决。对于该患者口干、火气大的症状，按常规辨证，通常不会考虑使用附子理中丸或理中汤，而是会采用清热解毒的方法。但在此例中，通过脉证指导，取得了良好的治疗效果。

病例九

患者李某，女，5 岁，于 2024 年 3 月 22 日就诊。该患儿患有腺样体肥大，睡觉时张口呼吸已半年多，并有鼻炎病史，平素大便秘结。脉象显示左侧溢脉 0.5，左关太过 1，右关太过 0.5。因双关太过，且左关以弦脉为主，故选用大柴胡汤。又因左侧溢脉，加用桂枝、猫爪草（专病专药）、石菖蒲（走左关的专病专药），此外，浙贝母、莱菔子既能消食，又可针对腺样体肥大治疗，具体药方如下：

桂枝 5g	猫爪草 6g	石菖蒲 5g	前胡 6g
白芍 5g	枳实 10g	黄芩 5g	大枣 5g

| 生姜 3g | 姜半夏 5g | 白茅根 15g | 紫苏叶 10g |
| 莱菔子 10g | 浙贝母 6g | 续断 5g | |

14 剂

二诊时，患儿张口呼吸症状消失，脉象变为左关太过 1、右关太过 1。因左侧溢脉消失，故去掉一诊方中的桂枝、苏叶。此后，该患者在门诊持续治疗了两个月左右，直至脉象基本平复才停药。因为脉象未平，即便症状消失，腺样体肥大估计也难以在短时间内完全消除，只有治疗到脉象平稳，才有可能彻底治愈。

病例十

患者陈某，男，28 岁，于今年 3 月就诊，主诉为反复左膝关节肿痛 1 个多月。患者平素容易紧张、疲劳，从小手足心容易出汗。脉象显示左寸不及 –1.5，右关略有太过，程度为 0.5。以左寸不及为主，判断为上焦阴虚。一般考虑的处方为麦门冬汤或炙甘草汤，鉴于患者伴有紧张症状，故选用炙甘草汤。又因右关略有太过，加用荷叶，具体药方如下：

桂枝 10g	大枣 20g	甘草 15g	生姜 6g
熟地黄 60g	麦冬 10g	北沙参 10g	阿胶珠 6g
荷叶 10g			

7 剂

1 周后复诊，患者称左膝关节肿痛消失，疲乏感也有所好转，脉象较前平稳。因此，守一诊方又开了 7 天以巩固疗效。

该患者以膝关节肿痛就诊，通常情况下，针对膝关节问题，若考虑虚证，会想到下焦肝肾亏虚或经络瘀堵，一般不会想到使用炙甘草汤。但该患者脉象以左寸不及为主，结合其他症状，选用炙甘草汤取得了良好疗效。

病例十一

患者叶某，为 3 岁小女孩。因外公去世后，其看到灵堂中的遗体受到惊吓，出现睡不安稳的症状，无其他不适。脉象显示左关脉滑且带涩，程度为 1，右边溢脉 0.5，右关脉明显太过，程度为 1.5，呈现双关太过之象。因此，选用四逆散进行治疗。又因右边溢脉，加用生牡蛎，共开具 4 剂药：

| 山楂 5g | 北柴胡 8g | 白芍 8g | 枳实 8g |
| 甘草 5g | 生牡蛎 10g | | |

4 剂

12 号复诊时，患者睡不安稳症状明显好转，脉象也较之前好转。于是，继续使用原方 1 周以善后。一般情况下，对于受到惊吓的患者，可能会想到使用重镇安神类方子，但该患者脉象明显为双关太过，故选用四逆散加减，并根据右侧溢脉加用了具有重镇安神作用的生牡蛎。

病例十二

患者为一名 8 岁多的性早熟小女孩，于今年 3 月就诊，主诉为乳头胀痛伴有乳核硬半个多月，无其他症状。脉象显示左关细滑且带涩，程度为 1，左尺脉略有不及，程度为 -0.5，右关太过 1。此病例采用了医者的经验方，该方的关键在于双关太过，且常伴有左尺不及。方中用生地黄、玄参、知母、黄柏、龟甲等养阴；苍术、青皮、石菖蒲、肉桂、干姜针对左关进行治疗；夏枯草、蒲公英、连翘、菊花、桑叶、石斛用于治疗右关脉，具体药方如下：

生地黄 10g	玄参 6g	知母 5g	黄柏 3g
龟甲 10g	炒苍术 8g	青皮 6g	石菖蒲 5g
肉桂 3g	干姜 3g	续断 6g	夏枯草 10g
蒲公英 10g	连翘 10g	菊花 5g	桑叶 10g

石斛 15g   熟地黄 10g

7 剂

复诊时，患者乳房胀痛基本消失，脉象变化不大，故继续使用原方 7 天。三诊时，乳核硬也基本消失，脉象仍为双关太过，但左尺不及脉象已消失，因此加用附片 3g。

该方是我的经验方且疗效显著，其关键在于双关太过常伴有左尺不及。该患者后期又经过一段时间治疗，我认为需将患者脉象彻底调理平稳，以防止病情反复。

病例十三

患者为一名 10 周岁的女孩，出现乳核发育情况，但 10 周岁开始发育不属于性早熟范畴。患者无其他不适，但身高仅 1.36 米，其父母担心孩子长不高，故前来就诊。脉象显示左寸太过 0.5，右关太过 1.5。该病例的方子与前一性早熟病例的方子类似，但更为简单。方中以夏枯草、蒲公英、连翘、菊花、桑叶软坚散结，清右关之热；加用玄参养阴；续断补充阳气，以防寒凉药物伤及身体；陈皮、桔梗用于调理左寸太过之脉，具体药方如下：

夏枯草 15g   蒲公英 15g   连翘 10g   菊花 10g

桑叶 10g   桔梗 5g   续断 5g   玄参 10g

甘草 3g   陈皮 5g   牡丹皮 5g

7 剂

二诊时，患者乳核硬症状好转，脉象变为右关太过 1，左关太过 0.5。因此，守一诊方，去掉桔梗，加用生地黄、北沙参、肉桂、黄柏。三诊时，乳核硬进一步好转，脉象仍为右关太过、左关太过，继续守二诊方。

该患者经过反复调理，至 2023 年 6 月二十几号，乳核基本消失，脉象也基本平稳，身高达到 1.4 米，遂停药。今年 3 月份，患者因乳核硬、乳房再次发育前来就诊，此时患者已接近 11 周岁，身高达到 1 米 48。医者告知家长，按正常发育，孩子身高达到一米六几没有问题，但家长仍希望继续调理。经过一个多月的调理，乳核硬和乳房发育情况得到控制。

如今，性早熟患者日益增多，部分中班四五岁的孩子就已出现性早熟症状。这类患者大多脉象表现为双关太过，呈现阳盛之体兼有阴盛之体，且常伴有阴虚。通过调理，不仅能有效控制发育情况，许多患者的身高也会明显增长，身体状况较之前明显改善。目前，大部分医生治疗此类患者时，若考虑阴虚阳盛，会选用知柏地黄丸，但医者之前使用该方时，因脉象把握不准，疗效不佳。

病例十四

患者沈某，女，41岁，于今年3月15日就诊，主诉为头痛、头晕伴呕吐3天。该患者患有干燥综合征，已服用纷乐、泼尼松等西药控制半年多，每月因发热1～2次需住院治疗，否则病情无法控制，严重影响生活。就诊时，患者由家属搀扶前来，脉象显示左侧溢脉1，左寸不及 -2，左关太过 0.5，右关太过 1.5。诊断为阴虚阳盛兼有上焦阴盛，故采用竹叶石膏汤加减加上桂枝进行治疗：

淡竹叶 8g	神曲 15g	生石膏 60g	麦冬 120g
枳实 20g	甘草 10g	大枣 20g	姜半夏 9g
北沙参 20g	桂枝 10g		

7剂。

两天后，患者再次就诊，称发热伴全身酸痛。此时脉象变为右关太过 0.5，右尺脉明显不及 -1.5，左关太过 0.5。当时正值3月份，当地新冠疫情较为严重，推测患者可能感染新冠。因此，给出的处方为四逆汤，因右关有太过之象，加用鱼腥草；左关略有太过，加用当归、杏仁；后又加用补骨脂，以增强补肾功效。

附片 10g（先煎）	干姜 8g	甘草 15g	鱼腥草 20g

当归 15g 杏仁 10g 补骨脂 10g

3 剂

三诊时，患者发热、头痛等上呼吸道症状已消失，能够独立就诊。此时脉象变为左寸不及 –2、左溢脉为 1、左关脉太过 0.5、右关太过 1。鉴于其右关脉相较一诊时减轻，遂让患者回去将一诊剩余药物中的石膏减去 30g 后继续服用。

四诊时，患者自述全身感觉轻松。脉象为左寸不及 –2，左关脉太过 0.5，右关太过 1.5。由于左侧溢脉消失，故守一诊方去掉桂枝。又因左关出现弦象，遂加用柴胡 10g、威灵仙 10g，另加鳖甲 30g 以养阴。

五诊时，患者身体已无不适，且正在自行慢慢减量西药。脉象为左寸不及 –1.5、左关脉仍太过 0.5、右关太过 1.2。于是守四诊方，加虎杖 12g、浮小麦 30g。

该患者目前仍在我门诊接受调理，因干燥综合征难以彻底治愈。在第一、二诊时，患者病情变化迅速，唯有依靠脉证，方能在第一时间做出反应并及时调整药方。

病例十五

患者黄某，为 8 岁小男孩，主诉为全身皮肤红疹、瘙痒伴溃烂已两个多月。这是特应性皮炎，在廖主任处较为常见。患者在本市多处皮肤科求治无果，前来就诊时，孩子十分烦躁，伴有眼睛红肿疼痛，脸部肿胀，每晚因瘙痒难以入睡。脉象显示左关太过 1，右关太过 1.5，当时给予大柴胡汤加减，即在大柴胡汤基础上加用当归、北沙参、苦参，具体药方如下：

柴胡 12g 白芍 5g 枳实 10g 生姜 3g
姜半夏 4g 黄芩 5g 酒大黄 3g 大枣 5g
当归 5g 苦参 3g 北沙参 10g

7 剂

二诊时，患者母亲称症状稍有好转，但从医者经验判断，稍有好转实则与未好转无异，脉证与之前大致相同。于是采用自己在学习脉证经方之前常用的经验方，方中用石膏、牡丹皮、赤芍、紫草、金银花、淡竹叶等清热，加入大量滋阴药，并针对左关太过加用花椒、干姜，具体药方如下：

当归 5g	石膏 40g	牡丹皮 10g	赤芍 10g
紫草 5g	生地黄 20g	火麻仁 10g	知母 10g
白鲜皮 10g	金银花 5g	淡竹叶 5g	锁阳 5g
干姜 3g	花椒 2g	北沙参 10g	玄参 6g
黄柏 3g	麦冬 10g	鳖甲 10g	苦参 3g

7 剂

三诊时，症状有所好转，脉象仍为左关太过 1、右关太过 1.2，故守二诊方，开具 7 剂。四诊时，症状明显好转，脸部基本恢复干净，脉象为左关太过 1、右关太过 1，继续守二诊方，将石膏用量改为 20g，再服 7 天。五诊时，瘙痒基本消失，身上溃疡面也基本愈合，能够安睡，脉象为左关太过 1、右关太过 1。鉴于症状改善良好，去掉口感较差的苦参。六诊时，症状已消失，脉象为左关太过 1、右关太过 0.5，继续守五诊方，开具 14 剂。此后，患者又经过 1 个多月治疗，脉象才完全稳定下来。该患者居住在靠山地区，小时候食用过许多小鸟，推测可能因此体内积热，后期发作出来。

有时运用经方无法取得满意疗效，在脉证加持下，可应用有效的经验方或自拟方。

病例十六

15 岁女性抑郁症者，于今年 3 月份就诊，主诉为疲乏 1 年多，伴有烦躁、情绪低落、肌肉无力，已服用抗抑郁药物半年多。脉象显示左关太过 1、左侧略有溢脉 0.5，右关同样太过 1，右尺脉也太过 1。因左关、右关均有涩脉，根据陈老师"血瘀必然引起气滞"的观点，选用大柴胡汤。又因左侧溢脉及右尺脉涩，合用桂枝茯苓丸，另加青皮、当归、北沙参，因使用了化瘀药物，故加北沙参以养阴，具体药方如下：

北柴胡 24g	白芍 10g	枳实 10g	黄芩 10g
酒大黄 5g	大枣 10g	姜半夏 6g	生姜 6g
桂枝 10g	桃仁 10g	赤芍 10g	牡丹皮 10g
薏苡仁 30g	北沙参 20g	青皮 10g	当归 10g

7 剂。

二诊时，患者疲乏、烦躁、情绪低落等症状均有好转，脉象与之前相近，故继续使用一诊方子，开具 7 剂。

三诊时，疲乏症状进一步好转，烦躁消失，情绪低落明显改善，肌肉无力症状也得到缓解。脉象变为左关细滑且略带涩 0.5、右关细滑且涩 1、尺脉太过 0.5，因此采用大柴胡汤合上四妙散，并加用当归、北沙参，具体药方如下：

北柴胡 24g	白芍 10g	枳实 10g	黄芩 10g
虎杖 20g	大枣 10g	姜半夏 6g	生姜 6g
川牛膝 10g	薏苡仁 30g	黄柏 6g	炒苍术 8g
北沙参 20g	当归 10g		

7 剂。

四诊时，患者于 24 日自觉身体舒适，自行停掉抗抑郁药物。但本周出现轻微头晕伴疲劳，其他症状消失。脉象为左关细滑且涩太过 1、右关太过 1，因此给予大柴胡汤合甘麦大枣汤加减。因左关涩脉较为明显，加用蜈蚣、全蝎，同时加黄连以增强清右关之力。考虑到蜈蚣、全蝎化瘀易耗阴血，加用北沙参、麦冬，具体药方如下：

北柴胡 24g	白芍 10g	枳实 10g	黄芩 10g
虎杖 20g	大枣 10g	姜半夏 6g	浮小麦 40g

| 甘草 10g | 黄连 6g | 全蝎 3g | 蜈蚣 2 条 |
| 百合 20g | 北沙参 20g | 当归 10g | |

14 剂

五诊时，头晕症状好转，无其他不适。脉象为左关细滑且涩 1，尺脉略涩 0，右关细滑且太过 1。故守四诊方，减去蜈蚣、全蝎，加天麻 10g、泽泻 30g、生白术 10g，开具 14 剂。

该患者在 5 月中旬仍在我门诊治疗，此时症状基本消失，整体脉象平稳。在治疗过程中，患者症状持续好转，但药方变化较大，主要依据就是对脉证的把握。

病例十七

患者陈某，女，47 岁，同样为抑郁症患者，于今年 4 月 5 日就诊。主诉为自去年 10 月份食用花生米配米酒后，开始出现阵发性胃脘疼痛。疼痛发作时，自觉有气上顶至胸骨部，严重时可顶至头部，伴有心慌，偶有濒死感。平素身体疲乏，有嗳气、胃脘烧灼感，精神抑郁，已严重影响正常生活。该患者为当地三甲医院员工，对中医感兴趣，在就诊前曾求诊于多位医生，服用过柴胡类方、奔豚汤等。甚至有一位医生让其在两天内饮用两斤生姜，导致气冲症状加重。

初诊时，其脉象为左寸不及 −1.5，关脉稍太过 0.5，右关太过 1。当时给出的处方为枳术丸加减，方中用苍术、枳实，后加蒲公英、莱菔子、酒大黄，因症状由米酒配花生引发，故加用清消药物。又因左寸不及，加麦冬 80g、石斛 30g，具体药方如下：

| 炒苍术 10g | 枳实 20g | 蒲公英 20g | 莱菔子 20g |
| 酒大黄 6g | 麦冬 80g | 山楂 10g | 石斛 30g |

7 剂

二诊时，患者表示服用上方第一天腹泻 5 次，但胃脘痛加重，不过气冲症状有所缓解。此时脉象为左关太过1。由于一诊时脉象多处有问题，与此次不同，再次详细把脉后，仍为左关太过，故给予橘枳姜汤加山楂。因患者较为焦虑，希望两三天复诊一次，故在治疗过程中，通常以两剂或三剂药为周期进行调整，具体药方如下：

生姜 20g　　麸炒枳实 10g　　山楂 12g　　陈皮 20g

3 剂

三诊时，患者称服用上方后气冲症状再次加重，但胃脘疼痛消失。脉象变为左寸不及 –2、右关太过 1.5，呈现阴虚阳盛之象。因此给予竹叶石膏汤，并加当归，因左关当时有涩感，具体药方如下：

麦冬 80g　　北沙参 20g　　姜半夏 9g　　甘草 10g

大枣 15g　　浮小麦 30g　　生石膏 20g　　淡竹叶 6g

当归 8g

2 剂

四诊时，患者所有症状均明显好转，但仍有反复。脉象为左寸不及 –1.5，右关太过 1，仍为阴虚阳盛。故给予麦门冬汤，加枳实、蒲公英以调理右关，再加神曲，具体药方如下：

麦冬 80g　　北沙参 20g　　姜半夏 9g　　甘草 10g

大枣 15g　　浮小麦 30g　　神曲 10g　　蒲公英 10g

麸炒枳实 10g

2 剂

五诊时，症状进一步好转，脉象为左寸不及 –1.5，右关太过 0.5。继续守四诊方，将麦冬改为 60g，减去神曲、枳实，加莱菔子 20g。

六诊时，发作频率明显减少，程度减轻，脉象仍为阴虚阳盛（左寸 –1，右关 0.5）。此时改为益胃汤，考虑到患者之前服用大量生姜，以养胃阴为主，具体药方如下：

生地黄 20g　　北沙参 20g　　麦冬 30g　　玉竹 15g

冰糖 20g

2 剂

七诊时，患者表示已能正常上班，但劳累后仍有少许不适。脉象仍以左寸不及 –1，右关太过 0.5 为主，故守六诊方，加荷叶 6g。

八诊时，不适症状很少出现，发作时仅胸骨部稍有不适，很快消失。脉象为左寸不及 –1，伴有左尺不及 –0.5，右关太过 0.5，因此将上方中生地黄改为 30g。

该患者约 1 个月前仍来就诊，当时脉象基本平稳，但仍感觉气从小腹上冲。经详细询问，得知患者之前练过气功，考虑为岔气问题。遂让患者找一位开武馆、懂练气的朋友帮忙调整。后来患者朋友告知，患者通过气功方法将气引下后，症状全部消失。

由此可见，临床上抑郁症的表现并非一定是气滞、阳虚或阴虚，这些情况都有一定概率出现。只有准确把握脉证，才能给予最佳治疗。

病例十八

患者张某，男，33 岁，今年 3 月就诊，主诉为不易入睡、睡眠时间短已半年多，睡眠问题较为严重，每天仅能睡 1～2 个小时。曾在本市精神病医院住院治疗，出院后服用安眠药及精神类药物，效果不佳。自睡眠问题出现后，精神恍惚、身体疲乏。当下脉象为左侧溢脉 0.5，左侧关脉太过 1，右关太过 0.5，尺脉不及 –0.5。患者母亲有抑郁症及强迫症家族病史。因双关太过且左关以水饮为主，故给予温胆汤。又因右尺重按无力，按个人习惯加磁石，另加杜仲，具体药方如下：

陈皮 20g　　姜半夏 9g　　甘草 10g　　大枣 10g

生姜 20g　　茯苓 20g　　竹茹 10g　　麸炒枳实 10g

煅磁石 10g　　当归 6g　　盐杜仲 20g

7 剂

二诊时，患者睡眠及睡眠时间短问题均有好转，脉象为左侧溢脉0.5，左侧关脉太过1，右关太过1。因双关太过且右关力量较强，改用黄连温胆汤，并加杜仲、当归，具体药方如下：

陈皮 20g	姜半夏 9g	甘草 10g	大枣 10g
生姜 20g	茯苓 20g	竹茹 10g	麸炒枳实 10g
黄连 6g	盐杜仲 20g	当归 6g	

7 剂

三诊时，症状好转，但出现大便稀溏症状。脉象为左关太过0.5，右关明显太过1.5，故给予枳术丸加减，即在枳术丸基础上加山楂、黄连、蒲公英、杜仲、石斛，具体药方如下：

炒苍术 10g	麸炒枳实 20g	山楂 10g	黄连 8g
蒲公英 20g	盐杜仲 12g	石斛 30g	

7 剂

四诊时，患者睡眠进一步好转，精神恍惚、疲乏症状明显改善。脉象变为左寸不及 –1，左关脉稍太过0.5，右关太过1，此为酸枣仁汤脉证，故直接开具酸枣仁汤，并嘱咐患者停掉安眠药及精神类药物，具体药方如下：

酸枣仁 12g	茯苓 20g	川芎 6g	甘草 6g
知母 10g			

7 剂

五诊时，患者不适症状基本消失，睡眠时间可达4个多小时。脉象为左寸不及 –1，左关脉太过1，右关脉太过1。因双关太过且以水饮为主，故给予黄连温胆汤。又因左寸不及且睡眠仍有改善空间，加麦冬、酸枣仁，具体药方如下：

甘草 10g	大枣 10g	生姜 20g	茯苓 10g
陈皮 20g	姜半夏 9g	竹茹 10g	麸炒枳实 10g
黄连 5g	酸枣仁 10g	麦冬 15g	

14 剂

六诊时，患者基本无不适，入睡情况良好，睡眠时间可稳定在 6 小时左右。脉象为左寸 -0.5，左侧关脉太过 1，右关太过 1，故继续使用五诊方子，开具 7 天药量。

该患者目前仍在我门诊治疗，脉象已基本调理平稳，预计再经过一个月调理即可。在治疗过程中，患者症状逐步好转，但多次调整药方，主要依据就是脉象的变化。

这 3 个抑郁症病例表明，在很多人观念中，抑郁症多为肝郁气滞证，但临床上情况更为复杂。这 3 个病例分别呈现出肝郁气滞、寒包热、阴虚火旺兼中焦不通的不同情况。而精准判断这些复杂情况，唯有依靠脉证。

病例十九

患者陈某，女，33 岁，于 2023 年 10 月份就诊，主诉为血小板低下 1 个多月。患者因疲乏伴有皮下出血前往医院就诊，检查发现血小板极低，最低降至两个单位。在医院接受激素冲击疗法及一线升血小板药物治疗，效果不佳，后改用二线升血小板药纷乐联合激素冲击疗法，血小板才勉强升至 100 个单位左右。患者症状包括口水多、烦躁、大便不畅。脉象为左寸不及 -0.5、关脉太过 1、右边寸脉不及 -1.5、关脉太过 1。因双关太过且左关有弦脉，故给予大柴胡汤；因右寸明显不及，合用甘草干姜汤；因左寸不及，加用麦冬；又因患者有出血倾向，且左关似有涩脉，加用三七，具体药方如下：

柴胡 20g	白芍 10g	枳实 10g	大枣 10g
黄芩 10g	姜半夏 9g	大黄 3g	干姜 8g
甘草 15g	麦冬 30g	百合 20g	三七 6g（冲）

7 剂

二诊时，患者烦躁症状好转，血小板明显升高。脉象为左侧溢脉 0.5，左寸脉不及 -0.5，左关脉太过 1，右寸仍不及 -1.5，右关太过 1.5。故守一诊方，加石膏 80g、仙鹤草 40g、桂枝 10g，开具 7 剂。

该患者前后在我处治疗约半年，前 3 个月治疗以大柴胡汤为主加减，但其间患者多次感冒，每次感冒均导致指标严重下降。至 3 月底，指标基本稳定，即使感冒亦无明显变化。4 月初，症状稳定，脉象改善，西药逐步停用，至 4 月初全部停完。因患者体质尚未完全改变，目前仍在我门诊治疗，我嘱其隔周就诊。

临床上，面对许多指标异常的患者，若仅从西医角度考虑，往往无从下手。因此，我常依据脉证调整患者整体体质，许多指标自然会恢复到正常水平。

病例二十

最后这个病例是一位急危重症患者，是我妻子的奶奶，现已 90 岁高龄。她于 3 月发病，起初症状为心悸。由于我们相距较远，车程需五六个小时，故而无法第一时间为她把脉。随后询问其症状，鉴于当时新冠疫情大流行，我便为她开具了四逆汤。然而，她服用一日后，症状未见明显缓解。家人为此担忧，遂请来村医诊治。村医检查后称，患者心率过快，且年事已高，建议送往医院治疗。于是，当天患者便被送往医院。入院后，胸部 CT 检查提示为病毒性肺炎，当地医生诊断为"新冠"，同时伴有血常规升高，白细胞计数超过 20×10^9/L，即新冠肺炎合并细菌感染，随后患者在医院接受治疗。

第三天，患者症状突然加重，出现狂躁不安的表现。第四天，进而出现阵发性神志不清，伴有下半身无知觉。因其神志呈阵发性不清，清醒时也无法控制大小便，导致失禁。于是，当天我妻子便赶了回去。

当天中午，我妻子赶到后，我让她进行观察（我妻子也是一名医生）。经观察，患者痰黄稠且量多，并有"隔空理线"的表现。我随即让妻子为其奶奶把脉。据妻子描述，脉象整体洪急数有力，似要冲出来，有阳气欲脱之感，但右尺脉重按无力。基于右侧尺脉重按无力，结合新冠感染，以及此前陈建国老师提及新冠病毒属寒邪，会直接伤及人体下焦，我便让妻子去购买四逆汤加独参汤，具体药方为：

制附子 15g　　　甘草 20g　　　干姜 10g　　　红参 50g

当时患者症状极为严重，医院基本已判定无法救治。起初，家人认为老人家已濒临过世，无须再用药，老人自己醒来后也拒绝服药，自觉已无生机。当天晚上，患者被送回家中。在回家途中，患者多次呈现出生命垂危之态。但鉴于脉象所反映的情况，我告知妻子，要与家人及老人耐心沟通，强调只要能保住一分阳气，就有一分生机。

经过一番沟通，家人和老人最终同意服药。于是，我让妻子按方煎药，慢慢喂老人服用。由于老人痰量多，无法像正常人一样服药，只能每次用一汤匙药液，缓缓喂其咽下，且大部分药液会流出。刚开始服药时，老人心悸加重，还出现胃痛症状，但我坚持让她继续少量喂服。约两个小时后，症状有所缓解。

然而，因正值夜晚，患者阳虚症状在半夜加剧，多次出现症状突然加重、濒临死亡的情况。但到第二天早上，症状明显缓解。考虑是夜晚人体阳气不足，加之自然界阳气亦弱。于是，我让妻子将两剂药一起煎好，在一日内让老人慢慢服完。到中午时，老人已较为清醒。我还让妻子用米汤泡冬虫夏草给老人服用，以补肾养胃。

第三天，我赶到老人处，彼时已是中午。我看到老人已能坐起自行吃饭，眼神也明显有神，还主动要求吃饭。我为老人把脉，发现右尺脉明显不及，约为 -2，其他脉象尚可。于是，我在原方基础上加用磁石，开了一周的药量，让老人继续巩固治疗。当天晚上7点，我从老人处返回厦门，打电话得知，老人已能到门口与他人聊天，恢复速度之快令人惊叹。在返程途中，我对妻子说，幸好近年来学习了脉证经方，以及陈老师对新冠病毒的见解，否则面对老人这样的病症，以其痰黄量多、狂躁，脉象顶手急速有力，是一派热象的表现，按照常规思维，我们大概率会采用清热解毒之法，如使用犀角地黄汤之类的方剂，但这与病机相悖，必然无法挽救患者生命。如今，老人恢复良好，甚至可以上山采茶，这得益于她本身没有基础疾病，恢复起来较为顺利。

当前，中医面临的最大问题或许就是诊断不够明确。中医历经数千年发展，不乏良方，所缺的是精准的诊断方法，以及明确的用药依据和指征。脉证经方能够帮助我们明确诊断，为疾病治疗指明唯一的大方向，从而使用药更加精准。

平常使用的时方和经验方，之所以有时有效、有时无效，主要原因在于缺乏明确的应用依据。我们可以对这些时方及有效的经验方进行总结，归纳出相应的脉证，在临床看诊时，借助脉证的辅助来应用，这样便能最大限度地发挥这些方剂的作用。

面对急病、大病，我们是否有勇气和能力进行治疗？在学习仲景阴阳脉法约两年后，起初我也感到迷茫，但近两年我通过运用纯中药治疗了许多急性病和重症，效果颇为显著。

脉证经方使我们能够明确诊断，实现有效治疗，真正做到"谨熟阴阳，无与众谋"。它是我在中医道路上的指明灯，也希望能成为大家中医之路上的指引。

谢谢大家。

刘志国（主持人）

我们纪大夫在较短时间内，为大家汇报了诸多病例，其中不乏一些难治之症，比如性早熟、抑郁症等。这些病症的治疗颇具难度，但纪大夫汇报效率颇高，很快就讲述完毕。由此，我们便能理解纪大夫为何一天能够看诊150 至 170 位患者了，这便是他的风格。在这些案例中，我留意到纪大夫有三到四个病例用到了竹叶石膏汤，随后紧接着便使用四逆汤，这或许正体现了上午陈老师所讲的阳盛与阳虚之间的转化。另外，有一个案例令我感触颇深，即纪大夫用炙甘草汤治疗腿肿的患者。通常而言，炙甘草汤往往与心脏方面的病症相关联，但在此处却用于治疗腿肿。

由此可见，纪大夫对脉证经方的运用已炉火纯青，达到了极致。这充分表明，脉证经方的确能够精准地指导我们选用方剂。有了脉证经方的加持，我们在选用方剂时更加得心应手。就像刚才提到的，纪大夫在使用竹叶石膏汤后，能够迅速切换至四逆汤。大家可能觉得这看似简单，从竹叶石膏汤转而使用四逆汤。然而，实际操作中大家可以体会一下，从应用竹叶石膏汤到立刻改用四逆汤并非易事，因为脉象可能并不像想象中那般典型。所以说，脉证经方确实能够为我们提供极大的帮助。好了，今天下午的课程就到此结束，谢谢大家。

肾气丸脉证应用

吴 鸿

刘观涛（主持人）：

今天的演讲者是吴鸿教授，他拥有医学博士、教授、博士生导师等诸多头衔。不过，头衔并非关键，重要的是演讲的精彩程度。常言有道"一花一世界，一叶一菩提"，每一个经方的重要方证，都能够拓展为一个大型专题。今日，我们有幸聆听吴鸿教授讲解肾气丸。今后，我们还将邀请更多专家，分别开展各类专题，分享临床中常用的 50 首重要方证的研究成果与应用经验。现在，让我们一同聆听吴鸿教授的演讲。

吴鸿：

感谢刘主任的介绍。尊敬的陈主任、韩院长，以及各位同道，大家晚上好。提及肾气丸，想必大家都并不陌生。但自从学习了脉证经方后，我对肾气丸有了全新的认知。此前，我写过一篇小文章，题目是《千年误解肾气丸》，今天想在此与大家分享一下。

为何会这么说呢？因为我们通常认为肾气丸是补肾阳的，应该说在传统认知里没有问题。

目前，市场上与肾气丸相关的产品大致有两类。第一类是桂附地黄丸，其功效标注的是温补肾阳。第二类是金匮肾气丸，它的功效同样是温补肾阳。虽然金匮肾气丸的组成在桂附地黄丸的基础上加了牛膝和车前子，也被称作济生肾气丸，但其主要功能依旧是温补肾阳。由此可见，市场上的这些产品都着重强调肾气丸温补肾阳的作用。

后世之所以将肾气丸视为滋补肾阳的代表方剂，主要是因为在传承和发展过程中，后世医家对肾气丸的理解与应用不断演变。后世对《伤寒论》《金匮要略》的注解众多，不同医家依据自身理解进行阐释，故而有"百家伤寒、百家金匮"的说法。在唐代，孙思邈在《备急千金要方》中对肾气丸进行了调整，将桂枝改为桂心，并增加了桂心、附子的用量，增强了其温阳效果。元、明、清时期的医家继承了唐代的用法，随着温补学派的兴起，像赵献可等医家强调补肾阳的重要性，他们在应用肾气丸时，更加注重其温阳作用，将桂心进一步改为肉桂，以强化温补肾阳的功效。

张景岳是个代表人物，他擅长补肾。在其著作中有这样一句话："善补阳者，必于阴中求阳。"他认为若火衰不能化气，气虚不能化液，就应当使用右归丸、右归饮、八味地黄丸之类的药物。我们知道，右归丸和右归饮是明确的补阳药方，把它们与肾气丸归为一类，明确了肾气丸补阳的属性。此外，明代赵献可也提到"六味滋水，八味补火"，这表明六味地黄丸主要滋阴，而八味地黄丸则补阳。

我们还有一种认知，即"气有余便是火，气不足便是寒"。这句话的意思是，当气过多时，会呈现出火热症状；当气不足时，则会表现出寒冷症状。肾气虚时，通常会出现阳虚的状况，也就是寒象。

对于肾气丸的药物组成，尤其是干地黄的认知，需要进一步厘清：究竟是熟地黄还是生地黄？当然，目前明确的是，肾气丸虽有补阳的认知，但并非补阳的最佳选择。同样，桂附地黄丸和金匮肾气丸也未必是补肾阳的最佳方剂。

如果这些方剂背离了张仲景的原意，那么仲景原本是用它们来治疗什么病症呢？在《金匮要略》中，涉及肾气丸的条文共有5条，关联5种疾病：虚劳、微饮、消渴、转胞、脚气。这些疾病的共同症状是小便不利，包括小便多、小便少或小便频数等情况。其中，虚劳病指身体虚弱，消渴类似于现代糖尿病的症状，转胞指小便不利，而脚气在当时指的是小腿抽搐。

肾气丸之所以叫这个名字，而非肾阴丸或肾阳丸，是因为其名称反映了肾的生理特点。肾为水火之脏，内藏阴阳，阴阳协调则化生肾气。阴阳互生互根，孤阴不生，孤阳不长。

肾气丸的功效在经典条文中并未明确阐述，我们可以从其药物组成来分析。肾气丸由八味药物组成，其中干地黄是主要成分，分量为八两，煎服时用酒送服，这里干地黄是一个关键要点。要理解其药物功效，可以参考《神农本草经》，该书成书年代与《伤寒论》和《金匮要略》相近。在《神农本草经》中，干地黄的性味被明确为"甘寒"，且"生者尤良"。肾气丸中的其他药物如泽泻和牡丹皮也具有寒性。因此，从整体来看，肾气丸的八味药物中，寒性成分占主要地位。

据文献考证，熟地黄首次出现于宋朝的《本草图经》。熟地黄的制作工艺是九蒸九晒，而这种工艺在仲景时代并不存在。因此，据此也可推断，肾气丸中的干地黄实际上是生地黄。

如果我们认可肾气丸中的干地黄就是生地黄，那么其性味为甘寒。生地黄、熟地黄和鲜地黄的功效存在差异。鲜地黄是刚从地里挖出的新鲜地黄，比如在防己地黄汤中，取其汁液，具有滋阴清热的作用。生地黄，也就是如今药房中的干地黄，性味甘寒，主要用于滋阴清热。而熟地黄经过九蒸九晒后，性味微温，主要功效是滋补阴血、益精填髓。

因此，若肾气丸的配方中使用的是生地黄，那么配方整体以寒性为主，主要起到滋补肾阴的作用。

在现代药典中，桂附地黄丸的组成已明确标注使用熟地黄，而非原方中的生地黄。虽然药物的比例保持不变，但将生地黄改为熟地黄后，药物的功效也随之改变。所以，现代药典中桂附地黄丸的功效被描述为温补肾阳。

在跟随陈老师学习脉法时，我们了解到六味地黄丸是补阴的，八味地黄丸同样是补阴的。就像电视剧《篱笆·女人和狗》的歌词所唱，"星星还是那个星星，月亮还是那个月亮"，如今的肾气丸配方与古代相比，已经有所不同。现代市场上的肾气丸产品，已不完全等同于张仲景时代的肾气丸。

张景岳深知生地黄的功效，也擅长运用熟地黄，人称"张熟地"。他在治疗阴虚者时常用熟地黄，而在阳虚者的治疗中则不用熟地黄，转而使用温阳药物如附子和桂枝。既然肾气丸是滋补肾阴的，那么为何要用附子和桂枝呢？这正是其中的精妙所在。如果用张景岳的观点来解释，可以理解为"阳中求阴"。正如柯琴所言："此肾气丸纳桂附于滋阴剂中十倍之一，意不在补火，而在微微生火，即生肾气也。"陈老师也讲过，肾气丸中附子和桂枝的用量较小，主要起到引火归原的作用，并非单纯补火。

贵州名医汪振华的经验也能佐证这一点。他指出，少量的桂附置于大量的阴柔之品中，难以实现真正的温阳效果，反而可能对真阳虚脱者产生不利影响。这可以理解为，如果患者处于真阳虚脱状态，即所谓"龙雷之火上越"，再给予一些辛温药物，反而会加速这种上越之火，使症状更为严重。因为龙火本应潜藏于肾中，与水火相容。道家炼丹的原理亦是如此，例如在炉子烧完之后，如果在开炉状态下加入水银，水银瞬间就会消失。因此，名医汪振华运用本方补肾阳时，常常把附片和地黄的用量等同，必要时附片的用量超过地黄。

综上所述，肾气丸的重点在于其滋阴作用，但在临床应用中，可以根据具体的阴阳虚实情况，灵活调整附子和地黄的用量比例，从而改变其主要功效方向。通过这种灵活调整，能够使肾气丸的作用方向得以改变，以适应不同的临床需求。

另外，我们还可以从汤液经法或《辅行诀》的角度来解读肾气丸。虽然《汤液经法》已失传，但其内容在《辅行诀》中有记载，且《辅行诀》保存得相对完整。通过这种方式，我们能够进一步理解肾气丸的组成和作用。

在此，我简要阐述一下：其核心在于《汤液经法图》(图3)，许多人觉得此图犹如天书。在该图的中间位置，呈现着五行——木、火、土、金、水。每个脏腑对应3种味道：用味、体味和化味，用味与体味相互作用形成化味。例如，木对应肝，肝所对应的三味分别为辛、酸、甘。同时，每种味道对不同脏腑有着不同作用，如辛味是肝的用味、脾的体味以及肺的化味。

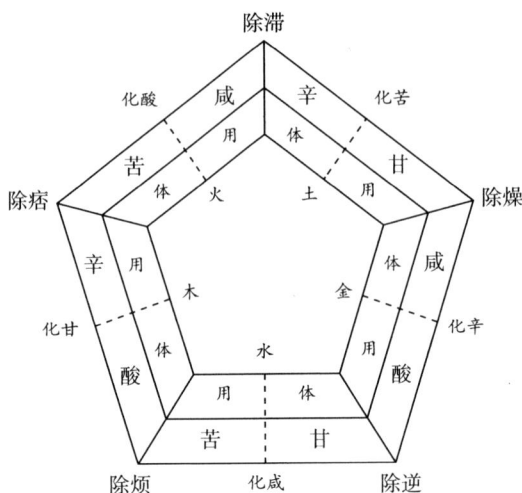

图 3　汤液经法图

而且，若我们进一步审视《汤液经法图》中的大小补肝汤、补心汤等配方，无论这些汤剂是用于补还是泻，均会同时运用五味。例如，补肝汤中辛味的占比较高。这些配方主要遵循"地气上升为云，天气下降为雨"的原则，即左升右降。

那么，升降该如何运用呢？需依据"春生夏长秋收冬藏"的自然规律进行调整。举例来说，当春天来临、春暖花开之时，树叶理应长到10片，气温回升至20℃，若此时树叶仅有5片，气温仅10℃，就需要运用辛味来促进生长，因为辛味有助于发散和升发，辛咸配伍能更好地调节体内气机。同理，在秋天，若应收敛而未收敛，该潜藏而未潜藏，就需要借助酸味和苦味来助力收敛。

《辅行诀》具有一个特点：它仅阐述药味，不涉及药性，仅关注辛、咸、甘、酸、苦这五味，而不关注温、热、寒、凉。若以阴虚为主，就使用酸苦之药；若为阳虚，则使用辛咸之药。

就肾气丸而言，其主要功效为滋补肾阴。阴虚会出现一些症状，如骨蒸潮热、盗汗、耳鸣等，这些均表现为潜藏不足的表象，收藏功能欠佳，故而需要滋补。从《汤液经法图》的视角来看，需要运用苦酸味的药物来补肾。其中，生地黄属苦味，山茱萸为酸味，牡丹皮则是苦咸味。所以，从该图的理论来解释，肾气丸确为补阴之剂。

在我学习脉证经方之前，肾气丸于我而言既熟悉又陌生。日常门诊时，经常会有许多患者询问大夫自己是否肾虚，或自行表述"我肾虚，你给我开点补肾的药"，这种情况着实令人无奈。那么，他们究竟是否肾虚呢？若确定是肾虚，又该如何进补呢？

这是我们在实际临床中经常面临的问题。首先，我们必须明确肾气丸的作用，其主要是滋补肾阴。接下来便是如何正确应用的问题。依据脉证和方证，肾气丸适用于以下情形：

1. 腰酸腰痛：患者常自觉腰部酸困或疼痛，这是肾虚常见的症状表现。

2. 口干尿频：阴虚内热，进而引发口干、尿频等症状。

3. 饮食如故：患者胃口良好，饮食状况正常。

4. 左尺脉弱：在脉诊中，左尺脉呈现虚弱之象，这是判断肾虚最为关键的依据。

其中，有些患者可能不存在腰酸腰痛，也可能没有口干尿频的症状，但饮食如故这一点尤为重要。在前面提及的"转胞"条文中提到饮食如故，表明患者的胃口正常。从这个角度来看，我们可以初步判断其可能存在肾虚。根据临床经验，阴虚者通常胃口较好，而气虚、阳虚者，尤其是气虚者，胃口一般欠佳。

因此，即便患者存在左尺脉弱的情况，但若胃口不好，使用八两的地黄或大剂量的地黄可能会导致胃部不适。本来患者就已有其他不适症状，用药后若出现不想吃饭、胃口变差、肚子胀满等情况，就无法达到应有的治疗效果。

临床上，有些人利用地黄来抑制食欲以达到减肥的目的，但肾阴虚者往往饮食状况正常。在六部脉中，左尺脉不及的情况最为显著。若仅选取一条指征来决定是否使用肾气丸，那么应选择第 4 条；若选择两条，则选择第 3 条和第 4 条。

即便没有腰酸腰痛、口干尿频的症状，也并不影响肾气丸在临床上的应用。查阅相关文献可知，肾气丸适用于循环系统、泌尿系统、生殖系统等多种疾病。在有脉证加持的情况下，我们有时不太关注具体病症，只要具备脉证和主证，就可以开具药方进行治疗。

下面分享一些案例。

肾气丸调治心悸案 1

胡某，男，38 岁。初诊：2022 年 3 月 12 日。

主诉：阵发性心慌 1 年，加重 1 周。

现病史：患者 1 年前出现心慌，于当地医院查 24 小时动态心电图，无明显异常，未予治疗。1 周前心慌症状明显，伴心前区疼痛，含服速效救心丸后缓解。

刻下症：工作劳累后明显心慌，不定时心前区疼痛，无口干口苦，汗出正常，自诉平素运动少。纳可，眠差，大便不成形，1 ～ 2 次 / 天。舌淡暗，舌尖红，苔润，左尺脉弱。ECG 大致正常。

诊断：心悸。

处方：肾气丸。

生地黄 40g	山药 20g	山茱萸 20g	茯苓 15g
泽泻 15g	牡丹皮 15g	附子 10g	肉桂 10g

7 剂，水煎服，日 1 剂，早中晚饭后温服。

二诊（2022 年 3 月 19 日）：心悸改善七成，睡眠改善，偶有胸闷、压迫感，大便不成形。守一诊方加橘枳姜汤，7 剂。

三诊（2022 年 4 月 16 日）：心悸基本已无，偶活动后复发，腹胀，大便正常。守二诊方微调，7剂。

四诊（2022年9月3日）：停药5个月，心慌未复发，现欲继续调理。劳累后易感心慌，白天精神可，下班觉劳累，纳眠可，大便正常。守三诊方，7剂。

我在心血管门诊工作，接诊的心系疾病患者较多。例如，有一位38岁的年轻男性患者，其主要症状为心慌，然而心电图以及动态心电图检查均无异常。他心慌的特点是在工作劳累后表现得尤为明显。该患者饮食正常，经脉象诊断，左尺脉弱，这提示可能存在阴虚情况。在临床实践中大家可以留意体会，阴虚者通常在忙碌一天之后会感到疲乏，而气虚、阳虚者往往在早上起床时就觉得浑身乏力。此患者在工作劳累后心慌显著且伴有疲乏症状，于是我为他开具了肾气丸，方中使用的是生地黄。经过二诊、三诊，治疗效果明显。5个月后，该患者再次前来就诊，自述劳累后仍感心慌，我们遂继续使用肾气丸原方进行治疗。

肾气丸调治心悸案2

杜某，女，58岁。初诊：2021年12月5日。

主诉：心慌1个月余，加重4天。

现病史：1个月前出现心慌不适，休息5分钟左右自行缓解，后症状偶发作，未予重视及治疗。近4天心慌症状较前加重，昨日于当地社区医院查心电图提示：前侧壁、下壁、后壁导联ST-T改变。社区医师建议至医院进一步就诊治疗。

刻下症：心慌，每次持续5～10分钟，甚则干呕，气短，乏力，左侧头痛，怕冷、热。纳可，眠差，二便调。舌淡红，胖大，有齿痕，苔薄，舌下脉络充盈，左尺脉弱。

辅助检查：ECC：窦性心律，HR 64次/分；高侧壁、前壁导联T波改变。心脏彩超：二尖瓣、三尖瓣轻度反流，左室舒张功能减低。

诊断：心悸。

处方：肾气丸。

生地黄 40g	山药 20g	山茱萸 20g	茯苓 15g
泽泻 15g	牡丹皮 15g	附子 10g	肉桂 10g

酸枣仁 15g

15 剂，水煎服，日 1 剂，早晚饭后温服。

二诊（2021 年 12 月 19 日）：心慌等症状均明显改善，精神状态较前佳，睡眠稍差。守一诊方加合欢皮 15g，15 剂。

三诊（2022 年 1 月 2 日）：心悸较前明显减轻，偶有头痛，睡眠可，余无不适。守二诊方肉桂、附子减至 5g，加川芎 30g，6 剂。

这是一位中年女性患者。她心慌发作时，心电图显示前侧壁、下壁、后壁导联 ST 段改变。这意味着什么呢？提示可能存在心肌缺血。如今，关于 ST 段改变的心电图报告与以往有所不同。过去的报告可能会直接写上"心肌缺血"字样，后来规定不能如此表述，因为 ST 段改变并不能与"心肌缺血"完全等同。"心肌缺血"可能会出现 ST 段改变，但反之，ST 段改变并不一定意味着"心肌缺血"。此外，患者还进行了彩超检查，结果提示二尖瓣、三尖瓣轻度反流，左室舒张功能减退。二尖瓣、三尖瓣轻度反流有可能是生理性的，在她这个年龄段出现左室舒张功能减退，也可视为正常情况。检查结束后，我们告知患者不必过于担忧，并为其开具了肾气丸，方中使用的是生地黄，另外还加用了酸枣仁。治疗效果显著，二诊和三诊结果显示，患者心慌症状基本稳定下来。

肾气丸调治不寐案

孙某，女，49 岁。初诊：2021 年 12 月 5 日。

主诉：失眠 3 年，加重 1 周。

现病史：患者 3 年前出现失眠，曾于多处诊治，服用杞菊地黄丸等药物，睡眠有改善。近 1 周患者失眠加重。

刻下症：失眠，似睡非睡，打鼾，时心慌，自觉心跳快，头晕，耳鸣，无口干口苦，腰痛，纳可，大便稀溏，起夜 3 ～ 4 次。舌淡暗，胖大，有齿痕，舌尖红，苔薄，舌下脉络稍充盈，左尺弱。

诊断：不寐。

处方：肾气丸。

生地黄 40g	山药 20g	山茱萸 20g	茯苓 15g
泽泻 15g	牡丹皮 15g	附子 10g	肉桂 10g

7 剂，水煎服。

回访（2021 年 12 月 10 日）：5 剂药尽，睡眠改善，可正常入睡，时有心慌，余无特殊。

再来看一个失眠的案例。患者为一名 49 岁女性，已被失眠困扰 3 年，此前服用杞菊地黄丸后症状有所缓解。我们知道，杞菊地黄丸具有补肾阴的功效，由此可推断该患者存在肾阴虚的情况。其症状表现为腰痛、头晕耳鸣、大便稀溏，同时饮食正常，经把脉诊断左尺脉弱。方证与脉证均已具备，遂选用肾气丸进行治疗，方中依旧使用生地黄。患者服用 5 剂药后，睡眠恢复正常。

肾气丸合四逆散调治不寐案

何某，男，63 岁。初诊：2022 年 3 月 31 日。

主诉：失眠 20 年，加重 1 个月。

现病史：20 年前因压力过大出现眠差，入睡困难，每晚口服阿普唑仑助眠，曾服中药治疗（具体不详），睡眠时好时差。近 1 个月失眠加重，服药后仍难以入睡。

刻下症：眠差，入睡困难。情绪低落，易惊吓，乏力，口干口苦，口气重。纳可，二便调。舌暗胖，有齿痕，苔薄黄，舌下络脉充盈、瘀暗，脉双关太过，左尺细弱。

既往史：高血压，口服非洛地平缓释片、琥珀酸美托洛尔缓释片，血压控制可；抑郁症，口服米氮平。

诊断：不寐。

处方：肾气丸合四逆散。

生地黄 40g	山药 20g	山茱萸 20g	茯苓 15g
泽泻 15g	牡丹皮 15g	附子 10g	肉桂 10g
柴胡 18g	枳壳 15g	白芍 15g	甘草 10g

7剂，水煎服，日1剂，早中晚饭后温服。

二诊（2022年4月7日）：情绪稳定，精神状态较前佳。诉睡眠改善，但停服阿普唑仑后仍难入睡，易受惊，大便偏稀，2次/日。守一诊方加酸枣仁15g、合欢皮15g，7剂。

三诊（2022年4月14日）：停服米氮平。情绪稳定，可入睡，近1周未出现惊吓；纳可，大便正常。守二诊方继服巩固。共调理两月有余。

下面是另一个运用肾气丸治疗失眠的案例。患者为男性，饱受失眠困扰长达20年，同时患有抑郁症和高血压，长期服用米氮平。目前，他每晚必须依靠助眠药物才能入睡，且助眠药剂量不断增加，从最初的半片逐渐增至一片、两片。此前，他曾在其他地方接受中西医治疗，但效果均不理想。此次前来就诊，除睡眠障碍外，还伴有情绪低落、口干、饮食正常等症状。其脉象是双关脉太过，左尺脉细弱，于是给予肾气丸合四逆散进行治疗。

二诊时，患者反馈状态有所好转，已能在不依赖助眠药的情况下入睡，尽管入睡仍有一定困难，但情绪已稳定许多，能够平静下来。此次治疗继续沿用一诊方剂，并加用酸枣仁、合欢皮，以增强助眠效果。三诊时，患者十分欣喜，不仅入睡困难问题得到明显缓解，整体状态也显著改善，情绪更加稳定。尤为突出的是，患者自行停用了米氮平。实际上，二诊时患者曾询问是否可以停用该药，当时我建议他不要过快停药，因为他已服用该药十几年，且之前服用剂量更大。我们知道，抗精神类药物长期服用后，若要减药，需缓慢进行，可以每周减药一次，每次减少 1/4 或 1/2 剂量，或者咨询相关医生，以避免出现反弹。一旦出现反弹，情况将难以把控，症状可能会加重。

谈及焦虑或抑郁，临床上此类患者数量众多。在门诊中存在这样一种现象，无论是中医大夫还是西医大夫，都较为轻易地给患者开具抗焦虑药物，例如黛力新、舍曲林等。这些药物确实能够使患者从焦虑不安、情绪低落的状态中得到缓解，患者也会因此对大夫心怀感激。然而，我们应当清楚，这样做实际上是在损害患者的健康。

为何如此说呢？因为长期服用抗焦虑药可能会导致依赖性并产生不良反应。以黛力新为例，它可能致使患者逐渐丧失正常的情绪反应，变得异常淡定，既不会笑，也不会有正常的情感波动。作为医者，我们不能仅仅为了追求短期疗效，就轻易给患者开具此类药物。

尤其是一些青少年患者，初中生群体中也不乏此类情况。他们因患上抑郁症，情绪不稳定，有的不得不休学在家，甚至部分患者有自杀轻生的倾向，这样的案例屡见不鲜。家长往往心急如焚，迫切期望孩子能够康复，在种种因素影响下，这些抗抑郁药物很容易被开具给孩子。但是，停药过程却异常艰难，减药也绝非易事。

所以，目前我临床工作的重点之一，便是尽力帮助这类患者减停精神药物。比如，我接诊过几个初中生患者，他们同时服用 4 种精神药物，情况极为复杂。我通过中药调理以及其他治疗手段，努力帮助他们逐步减药，但这一过程需要投入大量时间，且需要足够的耐心。对于那些刚开始服药的患者，减药相对容易；而对于已经服药多年的患者，减药则是一件极为棘手的事情。我们绝不能贸然停药，否则会引发严重的反弹和不良后果。我们应在中药调理的过程中，逐步减少西药用量，最终帮助患者摆脱药物依赖，恢复健康状态。

肾气丸加味调治胸痹案

付某，男，41岁。初诊：2022年2月26日。

主诉：胸痛1年余，加重伴心慌1周。

现病史：患者1年前出现胸痛，间断发作，于2014年4月行PCI手术，植入两枚支架，规律口服西药。近1周胸闷再发加重，伴心慌，自行服参松养心胶囊，效差。

刻下症：胸闷，心慌，期前收缩，四肢无力，左臂明显，后背疼，偶有腰酸，怕冷，纳可，眠差，入睡难，小便不利，尿无力，大便正常。舌暗红，苔厚腻，脉左尺弱，双溢脉。

诊断：胸痹。

处方：肾气丸加味。

生地黄40g	山药20g	山茱萸20g	茯苓15g
泽泻15g	牡丹皮15g	附子10g	肉桂10g
龙骨15g	牡蛎15g	粉葛60g	川芎15g

14剂，水煎服，日1剂，早中晚饭后温服。

二诊（2022年3月12日）：胸闷明显减轻，心慌已无，乏力、后背痛、眠差均好转，诉活动后背部酸困，尿不尽。守一诊方加薤白30g，15剂。

三诊（2022年4月2日）：胸闷基本已无，四肢乏力改善，偶头晕，小便较前顺畅，仍尿不尽。守二诊方微调，15剂。后调理月余，症状得解。

下面这个案例是关于胸痹的治疗。患者年仅41岁，却已患有心脏病，2014年接受了两枚心脏支架植入手术。自植入支架后，他需长期服用特定药物，如他汀类药物以及阿司匹林，基本需终身服药。

该患者于2022年前来就诊，其主要症状包括胸闷、心慌、后背疼痛、腰酸以及怕冷等。脉象显示左尺脉弱，且左手、右手均有溢脉。我们为其开具的药方为肾气丸加龙骨、牡蛎、粉葛和川芎。其中，龙骨和牡蛎用于应对右溢脉，粉葛和川芎针对左溢脉。此外，粉葛还具有缓解后背不适的作用。经过治疗，患者症状有所减轻，各方面状况均得到显著改善。至第三次复诊时，患者症状已基本稳定，胸闷、心慌和后背疼痛等症状均明显缓解。

肾气丸合泽泻汤调治胸痹案

刘某，男，48岁。初诊：2022年10月2日。

主诉：间断胸闷1年，加重3天。

现病史：患者1年前出现胸闷，如有石压，善太息，以呼出为快，持续1～2小时可自行缓解，偶伴头晕，症状时轻时重，近3天胸闷频发，气短明显。

刻下症：胸闷，深呼吸可缓解，气不足，乏力懒言，伴头晕，昏沉不清，时有口齿不清，心慌，左手指关节痛。口干，饮水多，饮不解渴，无口苦。纳可，眠差，大便正常，小便黄。舌暗红，有齿痕，苔中后腻，左脉弱，右关太过。ECG：未见明显异常。

诊断：胸痹。

处方：肾气丸合泽泻汤。

生地黄40g	山药20g	山茱萸20g	茯苓15g
泽泻35g	牡丹皮15g	附子10g	肉桂10g
白术15g	酸枣仁15g	合欢皮15g	

7剂，水煎服，日1剂，早中晚饭后温服。

二诊（2022年10月8日）：胸闷、心慌已无，疲乏感减轻七成，自觉精神转好，现见易惊悸、心烦，纳眠可。守一诊方加龙骨、牡蛎各15g，7剂。

1周后回访：诸症均无。

下面这个案例同样是关于胸痹的治疗，患者为一位较为年轻的中年男性。我们先来梳理他的主要症状：存在胸闷、乏力、头晕的情况，他自述整天感觉昏昏沉沉，此外还有口干症状，饮食正常。脉象显示左尺脉弱，右关脉太过。

此病例呈现的是 2021 年底至 2022 年的治疗过程。当时有一名学生在开展关于肾气丸治疗高血压的课题研究，基于此，我们在临床中会更加留意肾气丸的应用，但应用的前提是患者的脉证与之相符。

依据患者的症状和脉象所反映的证候，我们为其开具了肾气丸合泽泻汤。泽泻汤主要是在原方基础上加了白术，适用于心下有水饮的患者，正如古籍所云"心下有支饮，其人苦冒眩"。具体药方为肾气丸合泽泻汤，同时加入了调整睡眠的药物。

在首次复诊时，患者的胸闷和心慌症状已有所减轻，乏力感也得到改善，自觉精神状态有所好转。经过数次对药方和剂量的调整，患者的整体状况得到显著改善，症状基本消失，生活质量得到了大幅度提升。

肾气丸加味调治头痛（高血压）案

赵某，女，60 岁。160cm/65kg，体形适中。初诊：2023 年 1 月 12 日。

主诉：头痛 10 年。

现病史：患者 10 年前出现头痛，当地医院诊为高血压，服用寿比山（吲达帕胺）片，血压控制不佳。1 周前患者头痛症状再发伴加重。于当地医院查脑 MR：左侧颞顶枕叶考虑动静脉畸形；脑桥陈旧性腔隙性脑梗死，左侧脑室后角旁软化灶。

刻下症：头痛，眉棱骨及眼眶处疼痛明显，视物模糊，口干口苦，上述症状夜间明显，平素畏热。纳可，眠差，二便调。舌红，苔腻，脉弱，右溢脉。

既往史：糖尿病 10 年，现注射胰岛素。

诊断：头痛（高血压）。

处方：肾气丸加味。

生地黄 40g	山药 20g	山茱萸 20g	茯苓 15g
泽泻 15g	牡丹皮 15g	附子 10g	肉桂 10g

玉米须 20g   决明子 15g   菊花 30g   酸枣仁 15g

合欢皮 15g

21 剂，水煎服，日 2 次。

二诊（2023 年 1 月 28 日）：头痛未再发作。视物模糊好转。近 3 日来眼睑浮肿明显。近期血压、血糖控制尚可。纳可，仍眠差，入睡困难。守一诊方合五苓散加龙骨、牡蛎各 15g。15 剂，继续调理。

2 周后随访：头痛未复发，眼睑浮肿消失，睡眠改善。

这是一则运用肾气丸加味治疗头痛的案例。患者为一名患有 10 年高血压病史的患者，曾进行脑 MR 检查，检查结果考虑存在动静脉畸形，但并无特别明显的异常情况。其主要症状为头痛，同时伴有其他表现，如口干、饮食正常、左尺脉弱、右溢脉，且该患者还患有糖尿病。

我们为其开具的药方为肾气丸加味。具体而言，添加了玉米须、决明子和菊花，这 3 味药是我们临床常用的降压"角药"，且恰好针对患者的右溢脉。在第二次复诊时，患者头痛症状未再发作，视物模糊的情况也有所好转，血压和血糖控制良好。之后，在原药方基础上又加用了龙骨和牡蛎，以进一步巩固治疗效果。

肾气丸加味调治眩晕（高血压）案

杜某，男，41 岁。171cm/85kg。2023 年 6 月 3 日初诊。

主诉：头晕 1 个月。

现病史：患者 1 个月前出现头晕、头昏沉，就诊于当地医院，血压偏高，血常规、肝肾功能均未见明显异常，血脂偏高，口服药物（具体不详），效差。

刻下症：头晕，颈部无不适，口干，无口苦。纳可，眠一般，早醒，小便量多，大便正常。舌红，苔薄，双尺脉弱，双溢脉。诊室血压：140/102mmHg。

诊断：眩晕（高血压）。

处方：肾气丸加味。

生地黄 40g	山药 20g	山茱萸 20g	茯苓 15g
泽泻 15g	牡丹皮 15g	附子 6g	肉桂 6g
钩藤 15g	川芎 10g	杜仲 15g	桑寄生 15g
白薇 10g	柏子仁 15g		

7 剂，水煎服，早中晚饭后温服。

二诊（2023 年 6 月 11 日）：头懵减轻，睡眠好转，比平时睡眠增加半小时左右，诊室血压 127/96mmHg。小便量多，近日大便偏稀。守一诊方，7 剂。

三诊（2023 年 6 月 18 日）：低压维持在 90 ～ 95mmHg，睡眠好转，大便稍稀，小便偏黄。守一诊方，14 剂。

四诊（2023 年 7 月 1 日）：低压在 90mmHg 左右，情绪激动时血压易升高，轻微活动后血压可下降。睡眠较前明显好转，现每晚可眠 6 ～ 7h，肚子较前减小，纳可，小便多较前减少。守一诊方，14 剂。

五诊（2023 年 7 月 16 日）：近期血压稳定，减重 10 ～ 15kg，睡眠好转，每晚可睡 6 小时，大便较前稍成形，尿量较前明显减少，余无明显不适。守一诊方，7 剂，继续调理。

该患者血压为 140/102mmHg，以低压升高为主，这可能与水饮相关，因为肾气丸具有化去水饮的作用。他的脉象呈现双尺脉弱，且伴有双溢脉。因此，在肾气丸的基础上，加用了钩藤、川芎、杜仲、桑寄生。这些均为临床常用的降压药物，其中钩藤和川芎针对双溢脉，而杜仲和桑寄生则侧重于补益和强壮下肢脉络。

钩藤、川芎主要用于缓解其高血压症状，杜仲和桑寄生则具有补肝肾、强筋骨的功效。我平常对杜仲、桑寄生的理解多是用于补益肝肾，在此也是为进一步巩固疗效而使用。关于杜仲、桑寄生在此处的具体应用，或许还需要陈老师予以解惑。我选用杜仲和桑寄生，主要是因为患者双尺脉弱，大致是这样的用药思路。

用药后，患者血压降至 127/96mmHg。三诊时，其低压维持在 90 ～ 95mmHg，到四诊时，血压持续下降。按照西医标准，血压能降低 5 个单位即算有效，降低 10 个单位则效果显著。在评价新药上市时，也常以此作为与现有药物对比的标准。此时，患者血压已趋稳定，且体重减轻了 10 ～ 15kg，这对其整体健康大有裨益。

病例介绍完毕。关于肾气丸类方，此前已有所提及，诸如六味地黄丸、知柏地黄丸、麦味地黄丸等，均可与肾气丸归为一类，主要功效为滋补肾阴。若需补阳，则可选用右归丸、右归饮、四逆汤等。当然，如前所述，即便肾气丸，也能够通过调整药物比例，实现阴阳双补，从滋补肾阴到温补肾阳，灵活运用。

总体而言，无论是科班出身的中医从业者，还是具有西医背景的学习者，我们如今都走在一条充满希望的道路上。前面各位讲者所提及的指南针和指路明灯，皆是非常形象的表述。在学习经典、应用于临床、向名师请教并总结经验的过程中，最为关键的是有明师的指导。虽说有名的名师众多，但真正明白中医精髓的明师却并不常见。我深感荣幸，能够在陈老师脉证经方体系的指引下，与大家一同为中医的发展与传承贡献自己的一份绵薄之力。

谢谢大家。

刘观涛（主持人）：

这个方子确实令人颇为疑惑。按理说，肾气丸与右归丸、右归饮应属同一类方。然而，为何右归饮适用于右手脉更为无力的情况，而肾气丸却似乎颠覆了我们以往的观念，将教材中原本认定的用于阳虚，转变为用于阴虚呢？这些思考极为重要。我们期望借助脉证经方体系，通过反复讨论与验证，例如重点对 50 个方证展开研究，从而做到越辨越明，最终明确其应用指征。

正所谓"一方一世界，一叶一菩提"。倘若在座各位能够始终追随陈建国主任的脉证经方体系进行学习与实践，我们在临床上便能达到更为从容、自信的状态。这一点至关重要。

有时我们存在诸多认知盲区。比如今天下午，我一直在后排听讲，可能大家并未留意，前排的中医专家们或许也未察觉，PPT 下方的三分之一部分在后排是无法看清的，被遮挡住了。类似这样的盲区，可能在座的各位此前并未注意到。而脉证经方的意义就在于不断扫除这些盲区。当然，脉证经方自身也可能存在一些尚未被发现的问题，大家要勇于提出，我们共同努力解决这些问题。

答疑和现场带教

陈建国

答　疑

参会代表： 颈动脉斑块，从脉象上看是什么表现？

陈建国： 需要说明的是，仲景阴阳脉法是以重点通过脉诊诊断出病机以及治法和方药的一种脉法，可以说，仲景阴阳脉法诊断出的是治疗疾病的方案，其目标并非诊断出具体的症状和疾病。当然了，如果大家熟练应用仲景阴阳脉法，在临床中推断出患者的症状和疾病，也是很大程度上可以实现的。比如，从临床当中来看，肺结节就经常表现为双手寸部出现涩的脉；乳腺结节和甲状腺结节就经常表现为双关涩，但是，我并不推荐大家在这个方向上花费过多的精力。从古至今，直接诊断出治疗方案的脉法，至今是非常稀缺的，也是我们临床时迫切需要的。

通过现代科学技术对于疾病的诊断，这些年发展得非常快，我认为，这些技术手段的应用，不应该是西医独有的，我们中医也完全可以参考这些技术手段给我们提供的诊断信息。因此，科技手段出诊断结果，我们中医完全可以作为参考资料的。既然通过超声就可以清晰而准确地诊断出颈动脉斑块，我们中医诊断的发展方向，应该重点集中到如何更加高效地治疗这些疾病上来。

西医学为什么发展得这么快？有一个重要的原因，就是他们不断踩在前人的肩膀上，努力向前发展、向上攀登，而不是在一些已经成熟的方面反复重复或止步不前。我们中医也要动员一切可以动员的力量，应用所有可以应用的技术手段，参考一切可以参考的研究成果，在提升临床疗效和攻坚克难上努力向前。

参会代表： 陈老师，上午您讲有的脉太过，有的脉不及，先治疗太过的脉，再处理不及脉。《脉证经方图解》这本书里，我看到越婢加半夏汤证的脉证图是寸部是太过脉，关部是稍有太过，尺部是不及脉，那就是代表越婢加半夏汤证的病机是阳盛＋阳虚吗？但是您把越婢加半夏汤证脉归类为阳盛，没有提阳虚的事，是后续还有治疗吗？而大黄附子汤证脉就是阳盛和阳虚都兼顾了，这二者有什么区别吗？

陈建国： 我理解你的意思了，这个脉不好理解，我先给大家讲个简单的例子——桂枝汤的脉。我们看原文里说的是"阳浮而阴弱"，阳浮起来了，我们画脉力图，那就是左寸标 +2，左关、左尺标 –1。原本这个人的气血寸、关、尺都是 0（0 代表正常，即对应的上、中、下焦的气血基本是平均的，表现为寸、关、尺的脉力和脉宽基本相同），那么左寸（对应上焦）的气血怎么就变多了呢，是从哪来的呢？是从中焦和下焦调集而来的。也就是说，人一旦感冒，外面感受一个寒邪，人体就要调集气血去体表抗邪，那气血是不是就从中焦、下焦调到上面去了？那中焦、下焦的气血是不是就从 0 变成 –1 了，左寸形成脉力为 +2 的太过脉，其实并不是感冒了以后人体气血就变多了，形成了太过脉是因为别的地方气血调过来了。那我们怎么治疗？是不是帮助人体把邪气散掉，邪气祛除以后，人体气血自然就回归原来的平衡了，左寸的 +2 变成 0，左关、左尺也就从 –1 变成 0 了。

所以我们在脉力图上标 –1 不是说中焦、下焦原本就虚了，而是被调走了，所以不需要补，只需要治疗左寸就可以了，左寸的太过脉回归正常，则左关、尺自然就回归正常的平衡，这就是"反之于平"。所以说桂枝汤的病机就是阴盛，只需要治疗阴盛，下面的阴虚自然就好了。

那么，越婢加半夏汤证脉也是一样的。如果我们画脉证图，那就只要在

左寸标 +2，这说明我们要从这治，其他部的脉虽和正常有点不一样，但其实是左寸不正常导致的，只需要治疗左寸就行了。

我再举一个例子，小柴胡汤证脉，我们画脉力图，左关是 +2，左寸、左尺都是 –1，原文说"血弱气尽，腠理开"，血弱气尽，肯定有表证啊，表的"血弱气尽，腠理开"，邪气才能"因入"，这不就进入中焦了，正气在中焦抗邪，左关脉力就是 +2 了，那么我们摸脉，左寸、左尺肯定是要比左关脉力弱一点。我们脉证不是拿着一个小锤子，哪部脉有问题就治疗哪部脉，而是结合症状看病机到底在哪儿，邪气在中焦，我们把中焦邪气解开，自然就"反之于平"。我们中医治病，不是一个症状一个方，更不是一个脉就一个方，而是要看这三部脉的内在联系。我们不要忽视人体正气自我愈病的能力，正气会自我调整的，我们只需要帮助它把不通的地方解开，自然就恢复了。

而对于大黄附子汤证，确实就是两个病机，阳盛和阳虚。

我们回到桂枝汤证，本来是阴盛的病机，如果进一步阴虚了，那么医圣张仲景就是用新加汤了，别看只多了人参（临床可以替换成北沙参），新加汤证就是存在两个病机，即阴盛和阴虚，其程度是不一样的，还是以阴盛为主。如果原来是桂枝汤证的左寸太过脉，兼以左尺明显不及，达到 –2 的程度呢，那就必须用桂枝加葛根汤，加粉葛根，这就是阴虚之人外感，阴盛 + 阴虚。

那么，阳盛 + 阳虚的病机也是一样的道理。比如，素体阳虚的人积食了，可能就是阳虚兼阳盛；再比如，一直有一个阳盛的邪气，病机长期难以解除，"壮火食气"了，也容易形成阳盛加阳虚的病机。脉上虚是真虚，太过也是真太过，这就是两个病机。

我再说一下越婢汤，大家注意，临床当中号脉，越婢汤证的脉双侧溢脉非常明显，很多几乎就是肉眼可见，气血都被调到上面去了，下焦的气血自然比正常水平少些，那我们治疗用补下焦吗？不用补，也不能补；把上面邪气解开就可以了，相当于把上面溢脉的气血拿下来补下面。

参会代表：陈老师，《金匮要略》里有"见肝知病，知肝传脾"的论述，陈老师可以用脉证经方理论解释一下类似肝虚、肝实这种思维方式的例子吗？

陈建国：在《伤寒杂病论》里，大家可以看到有关于用五行理论来解释脏腑病机的论述，但是在涉及方药的条文当中却没有看到吧？医圣张仲景为什么要在原文中引入五行理论呢？说明先师也觉得这个理论很好，有一定的意义，但是从原文看，他并没有在临床应用中采纳这个理论。

当然，古今都有人在做关于五行理论和经方结合的研究，我个人是不愿意在经方的应用上套用五行理论的，主要有 3 个原因，第一，经方学术从源头到仲景书，一以贯之的原貌本身就只有阴阳理论；第二，无论是应用阴阳理论还是结合五行理论，首当其冲的就是先要解决诊断问题，唯有如此，这些理论才能落地，才能指导临床；第三，五行理论本身就来自阴阳理论，是一种阴阳理论的具体化，这是最重要的。因此，阴阳理论本身就是"大道"，我们只要更全面地把握阴阳理论的内涵，就可以直接解读所有的病机，所以也就用不上五行理论了。

举个例子，大柴胡汤证。临床当中我们看大柴胡汤的脉证是双关太过，那这个病是怎么得的呢？怎么就出现大柴胡汤证了呢？那就是左关和右关之间相互制约，出现左关太过，即说明有一个邪气，正气想要通过向上、向外祛除邪气；而与此同时，中焦还有一个邪气，正气想要通过向下、向内来排除邪气，这两个祛除邪气的方向是相反的，那就导致两股祛除邪气的正气打起架来了，所以就导致邪气也解不开了；而这种病机状态在脉上的客观表现，就是双关太过。我们也可以理解为左关和右关的太过脉相互制约，实际上，这就是阴阳之间对立制约关系的具体表现，相当于已经涵盖了五行理论了，也就是所谓的"肝克脾"。

更为重要的是，通过仲景阴阳脉法可以客观而精准地诊断出阴阳的"对立制约"关系。如果我们仅仅是应用"见肝知病，知肝传脾"这样一个理论认识，那么，肝病就一定"传脾"吗？有没有不"传脾"的肝病？肝病"传脾"的诊断依据是什么？不"传脾"的肝病的诊断依据是什么？诸如此类问题，如果这些问题不解决，就只能限于理论构想的层面，还难以落到临床的实际应用中来。

参会代表： 陈老师对"归经理论"怎么理解？

陈建国： 大家思考一下，"归经理论"是怎么来的？归经是看到的吗？那为什么会有不同版本的本草著作，对于一种药物的归经会出现各不相同的说法呢？

我的理解是，归经理论是总结出来的。一个患者心慌，吃了一个药不心慌了，那就总结这味药归心经；一个患者胃痛，吃了一个药不痛了，那这味药就归胃经了，是不是这样？为什么会出现同一种药物大家总结的归经不一样的现象？因为大家用药的经验不同，所以总结得出的归经也就不同了，如此，确实也总结出了一些中药的特能，古人的发心是好的，是有一定的参考价值的。但是，这样操作有个问题，我们不能根据归经反推来用药，如果这个患者心脏有问题，心慌了，那我们就选用归心经的药，行吗？一定有效吗？患者的症状表现是胃痛，用归胃经的药就一定能治好吗？大家都是搞临床的，肯定不行！是不是。此外，只归肾经的药物，就一定治不了心经的疾病吗？只归胃经而不归肾经的药物，就对肾病一定无效吗？"五脏六腑皆令人咳"，那么，这个归经的意义和价值何在？也就是说，归经理论是总结规律的，仍然是经验的总结，只能算是从侧面来描述药物的功效的一种认识，其对临床的指导价值是有局限性的。

参会代表： 陈老师对脉证不相应情况怎么看，比如我们临床摸到沉细脉，但是症状有大热、大渴这种阳证，这时候我们该怎么舍脉从证，还是舍证从脉？

陈建国： 很有代表性的问题。

我们一起看看医圣张仲景是怎么通过一个案例回答这个问题的，我们一起看一下《伤寒论》的原文第92条：

病发热头痛，脉反沉，若不瘥，身体疼痛，当救其里。四逆汤方。

这个患者的症状表现是"发热""头痛""身体疼痛"，我们按照经验，这些症状怎么看也是一个感受外邪的表证，大概可以用桂枝汤来治疗，但是，医圣张仲景一号这个患者的脉，却并非指向桂枝汤"阳浮而阴弱"的脉证，即以左寸太过为特征的桂枝汤脉证，"反"而是"沉"，即右尺不及，脉证指向的却是四逆汤，所以先师用四逆汤来治疗这个病证，这也是唯一正确的治法。

那么，根据这一条，后世就总结了，说先师这里是舍证从脉。实际上，这种认识是错误的。因为，四逆汤右尺不及的脉证是客观的，"发热""头痛""身体疼痛"这3个症状本身就是四逆汤证病机下的方证，这也是客观的！是我们自己执着地认为"发热""头痛""身体疼痛"只能是桂枝汤的方证，而不可能是四逆汤的方证，实际上不但医圣张仲景从来没有这样说过，临床实际也完全不是那样。实际上，"发热""头痛""身体疼痛"既可以是桂枝汤的方证，本身也可以是四逆汤的方证。

因此，临床中，无论是脉还是证，都是客观的，都是没有假象的，只有我们不会号的脉，只有我们不认识的证，我们既不能舍证，也不能舍脉。

临床中，许多四逆汤证的患者，其主要的症状就是发热。

比如，如果我们摸到一个患者右尺不及，就是四逆汤的脉证，但是他的症状却是大热，甚至还很口渴，那么我们就要思考一下，四逆汤证的病机下是不是就一定不能出现大热？新冠患者是不是有很多四逆汤证的患者，症状就是大热？这就说明仅仅依靠方证诊断会有很大的不确定性，谁说发高热就一定是阳证？阴证就一定不会发高热呢？从临床实际操作来看，究竟是右脉不及指向阴证客观还是发高热指向阳证客观呢？我们临床当中看，还是脉证更客观。

还有一个问题，患者口渴、口干舌燥，谁说过四逆汤证病机下患者就一定不会出现口干舌燥呢？口干舌燥就一定不是阴证呢？所以我们认为，临床当中既没有假的证，也没有假的脉，只有没号明白的脉，或者说没有认识的证。脉和证都是真的，哪个都不能舍，之所以我们觉得对不上，是因为症状有很多的不确定性。

举一个例子，"疲乏"这个症状是阴证还是阳证呢？是指向虚证还是实证呢？吴灿主任讲的病例，小女孩发热，抱进来一点精神没有，一号脉右关太过，左脉不及，白虎加人参汤，方中用石膏100g，吃了就退热康复了。那我们看，谁说疲乏就是虚证呢？从临床看，甚至主诉为疲乏的患者，最少有百分之五十的可能是实证。我们再讲，口苦是实证还是虚证呢？现在大家一看口苦就认为是少阳病小柴胡汤证。我们看医圣张仲景原文，出现4处口苦，其中3处带方子，一个是少阳病会出现口苦，还有一个是阳明病栀子豉汤证也有口苦，还有一个是百合病，百合地黄汤证也是有口苦，那么，谁说有了口苦这个症状就一定是少阳病了？那是我们自己觉得！其实六经病都有可能出现口苦。所以，在临床诊断中，症状的不确定性，医圣张仲景很早就非常敏锐地察觉到了，所以张仲景对经方的应用引入了脉诊。如果我们关注到，在张仲景之前和经方相关的著作都是关于脉诊的，就可以认识到，加入脉诊是张仲景心目中提高经方疗效的重要手段！这也是医圣张仲景的伟大之处、可敬之处，他是守正创新的表率。

带 教

带教案例一

患者，男，30岁。

症状表现：高血压多年。现口服替米沙坦治疗，收缩压最高140mmHg，舒张压超过90mmHg时就感觉头晕明显。伴有左下肢久站无力、麻木，腿怕冷，凉风吹后左脚痛，怕风吹，还怕热，上半身出汗厉害，头部油腻，纳可，大便不畅，小便有未尽感。有腰椎间盘突出、湿疹病史。

陈建国： 我说一下脉，他的脉第一个和别人不一样的特征就是左侧的溢脉，非常明显，可以到1.5；第二个显著特征就是左尺特别弱，标 −2；再往后就是双关有力，有力程度是超过正常，可以归到太过里，画△就行；右侧也是有溢脉的。

我们说过，在临床中，脉和证都是对应的，有怎样的脉，就有相对应病机的症状。

我们看一下他的症状。为什么患者说左下肢站的时间长了就没劲了？大概就是左尺不及代表病机的临床表现，左尺不及就是下焦阴虚的脉证，下焦阴血虚了，患者就表现为下肢乏力、麻木。

为什么他会出现腰椎间盘突出呢？大概就是左寸出现溢脉病机表现出的症状，就是有表证，怕冷、怕风也是这个病机的表现。

为什么有湿疹，大便还不畅等症状呢？这就是右关和左寸的事。

正气要向上向外散寒邪，所以表现为左侧溢脉；此外，右关的太过脉，提示他的中焦还有热邪，并且另有一些正气正在奋力将这些中焦的热邪向下敛降，或者说要把这个邪气给向下泄下去。那么，人体正气就出现这样的局面，一部分正气正在奋力向上散在表之邪，一部分正气正在奋力向下泄中焦之邪，大家注意，这两股正气祛除邪气的方向是相反的，所以两股正气互相牵扯，不但两个邪气都祛除不了，还出现乱象丛生的症状。这种病机状态，非常像小学时学的一篇课文说的，大概意思是牛向前、马向后，同时用力拉同一辆车，结果它们都很努力，但车却不会动。

中焦本来有热邪，正气正在向下泄这个热，结果受到另一股正在升散在表之邪的影响，不但泄不下去，表现为大便不畅，并且有些中焦的热还被扬到上面和外面了，其客观指征就是右侧的溢脉，这时就表现为头部油腻和湿疹，头部油腻是热邪被扬到上面的表现，湿疹是热邪被扬到外面皮肤的表现。

同时，患者左手的太过脉解不开，和右手的太过脉的制约有直接关系，当然，还与左尺不及代表的下焦阴虚有关系。

所以很清楚了，要解表，要补下焦的阴血，还要降中焦的邪气，就可以用葛根汤，针对左关稍微有些太过可以加点当归，针对右手太过脉，可以加生石膏，就从这个脉证来治。

带教案例二

患者，女，50岁。

症状表现：两肋疼痛时作，后半夜睡眠质量差，腰痛，不敢吃凉的东西，吃个苹果都觉得全身乏力，小便少，大便不成形。

陈建国： 大家觉得是用什么方子？大家注意啊，医圣张仲景说"观其脉证"，就是根据脉来问症状，根据症状来号脉，就是两者是有联系的，脉证合参都是要找病机。

我说一下啊，这个患者的脉有这些特点，号出来两侧都有点溢脉，左边比右边大，左边标0.5，右边标0.3吧；双手寸关尺有一部最有力的是右关，到1了，但是又不到2，右脉太过是阳盛，对吧。

既然我们摸到右关太过了，并且还非常明显，说明患者病机的总体就是实证，意味着我们下一步的重点就要攻邪了，因此，我们要关注一下这个实证具体是一个什么邪气？

刚才几位同学也摸了，是个什么邪气呢？许多同学由于是新学，大概还难以仅仅通过脉诊就确定右关太过代表的具体邪气。大家注意，解决的办法就是脉证合参，那就重点根据这个问诊的症状来鉴别。刚才鉴别出来是什么邪气了吗？右关太过是阳盛，结果患者还不能吃凉的，说明什么，说明这个邪气不是实热之邪，而是——水饮；另外辅助诊断的症状还有小便不利，说明这个水饮停在胃里下不去了。

水饮邪气表现为右关太过，病机就是阳盛，说明这个水饮邪气应该泄下去；为什么正气并没有依靠自己的力量将这个水饮邪气给泄下去呢？我们看，左侧还有一个溢脉，提示另有一股正气正奋力向上向外祛除在表之寒邪，同样是两股正气打起架来了，导致不但两个邪气祛除不出去，患者还是出现诸多的不适症状。其中，右侧溢脉是向上升散邪气的正气，将胃里的水饮扬起到上焦的脉证表现；大便不成形，是由于中焦的水饮难以祛除，有从大便而走的代偿趋势；腰痛是左侧溢脉代表的表证；半夜醒后难眠，是表证非常常见的一个表现症状，大家也注意在临床中观察一下这个规律，许多表现为早醒的失眠患者，极大比例表现为左溢脉或者左尺太过，这提示正气在凌晨阳气生发之时，自发向上祛除邪气的表现，其结果是不但没有把邪气祛除出去，反而把自己给闹醒了；患者这个脉证提示的病机，为什么会出现两侧胁肋疼痛呢？这个大家在临床中再观察总结，需要提示的是，大概会有许多同学看到胁肋疼痛的症状，就先入为主地认为是柴胡证，这个认识不对，因为，如果是柴胡证就一定会出现柴胡证的脉，这个患者目前没有。

这种病机，我们可以称之为"寒包水"，外面是寒，里面是水，这个寒气把水给包起来了，所以谁也走不了。

这种情况应该怎么治疗呢？这个大家都非常熟悉了，这是典型的五苓散的脉证，我们就用五苓散就可以了。

带教案例三

患者，女，35岁。

症状表现：胃脘部隐痛多年，胃胀，口苦口臭，疲乏，肚子怕凉风吹，不敢吃凉的，但是喜欢吃辣的，膝盖怕冷，大便不成形。

陈建国：这个很典型啊。我先说说号到的脉，左侧有个溢脉，可以到1，右侧稍有溢脉，右关最有力，标个△吧，根据左侧有溢脉，右关还有力，是不是有的同学顺着刚才的案例想，还是一个五苓散证，我先提示一下，这个可不是五苓散证。

大家从症状来对一下，又口苦，又胃痛，吃不了凉的，吃凉的就拉肚子，这是什么？这是典型的黄连汤证啊。不管是脉还是症状，太典型了。这个问题就在右关，胃不好，但是阳气又有点不够，所以就形成了我们说的相对太过脉，这个就是半夏泻心汤证，中焦有个邪气，但是阳气不够又不能单纯地向下攻它，就堵在中焦了，就出现所谓的上热下寒，中焦不通啊！中间是上下交通的通道，中焦不通了，上面的热就难以通过中焦到达下焦，下焦的寒就难以通过中焦上升到上焦，这时就出现了上热下寒。我们看看他的症状，上面表现为口苦、口臭，下面表现为吃凉就拉肚子，这不是上热下寒吗；为什么上热下寒呢？中焦不通嘛，他就是表现为中间还胃胀，多典型啊，这就是典型的半夏泻心汤的方证，右手关部的脉就是典型的半夏泻心汤的脉证。

但是，半夏泻心汤证一般胃脘只有胀满，而不会出现疼痛，为什么她会胃痛啊，问题就在左寸这里，左寸有溢脉，有个表证，腹部怕风吹，是这个病机的症状表现。所以，我们根据右手的脉证特征，开了个半夏泻心汤，根据左侧溢脉，又开了一个桂枝，加起来是什么？不就是黄连汤吗！这个患者是典型的黄连汤方证、脉证，临床中，这种情况太多了。

大家掌握脉证以后，这是看胃痛的，如果另一个患者血糖高，一号脉也是这个脉，黄连汤也能治，黄连汤降糖的效果非常好，但一定是符合脉证情况才行。一个方子可能对应的疾病成百上千、可能表现的症状千变万化，我们只要通过脉证抓住这个病机就好了。

答　疑

参会代表： 我们同学摸的脉和您摸的不一样，比如刚才有个患者左尺您标的 –2，但是我们摸得比较有力，还有第三个同学您觉得溢脉很明显，但是我们摸着都不太明显，这是哪个环节出了问题？

陈建国：那可能是溢脉摸得不够多，第三个同学的溢脉是很明显的，这在仲景阴阳脉法纯脉法学习班会详细讲，并且现场体会，这个时间不允许，大家先多摸脉体会即可。第一个同学的左尺之所以标 –2，是因为摸着虽然脉管也不细，但是力量非常弱，所以标 –2。这里再强调一下，无论是判断太过不及还是程度，都是以脉力和脉宽结合起来，但是以脉力为主，这个原则大家要记住，然后还是多摸摸就知道了，实在不行，还是要到我们专门的纯脉法学习班，进行反复现场核对体会。

参会代表：陈老师，您提到白虎加人参汤的案例，我们一般似乎会用调胃承气汤，您为什么用白虎加人参汤呢？

陈建国：这个我说一下啊，那个案例除了有右关太过，还有左手不及脉，如果再不退热的话，就有可能要痉厥了，就是高热痉厥，要马上养阴，调胃承气汤养阴的力量比较弱，所以还是用白虎加人参汤更合适一些，这是一个我的考虑。

这里说一下，将来更多的同学会掌握仲景阴阳脉法，大家号出病机以后，那么，下一步就是选择即精准又高效的方药来治疗了。大家注意，我们对精准和高效的追求，几乎是没有尽头的，越是高效越好，对不对？那么，也就意味着，永远都是没有最好的治疗方案，只有更好的治疗方案。所以，依托仲景阴阳脉法，如何不断优化针对各种疑难疾病的治疗方案是一个长期的目标，希望更多的专家、同学们我们一起努力！

陈建国：好，时间不早了，答疑结束，大家也早点休息，养精蓄锐，咱们的大会明天继续，谢谢！

仲景阴阳脉法皮科应用点滴体会

张　苍

廖列辉（主持人）： 时间紧迫，我们马上开启今天的精彩课程。接下来，由我为大家介绍下一位重量级演讲嘉宾。他是来自首都医科大学附属北京中医医院皮肤科的副主任，同时担任中华中医药学会皮肤科分会副主任委员、北京中西医结合学会皮肤性病专业委员会副主任委员，也是燕京赵氏皮肤科流派第三代传人，他就是张苍教授。让我们以热烈的掌声欢迎张苍教授！

在这里，我想多说几句。大家有没有留意到张教授个人简介中的最后一句话——"经方学习者"。看到这句话时，我深感震撼！在我们中医同行中，优秀的人才众多，张老师无疑是其中的杰出代表。然而，他却如此谦逊地将自己称作"经方学习者"，由此可见其虚怀若谷的胸怀，大家说是不是？这一点让我十分敬佩。感谢张老师！

张老师非常了不起。他不仅自身学富五车，更难能可贵的是，他十分愿意扶持新人。他并非仅仅将新人扶上马、送一程，而是始终陪伴着他们成长。他创立了北京赵炳南流派的公众号，召集全国各地中医学术水平较高的同仁定期为大家分享经验。这种经验交流活动已经持续了许多年，举办了好几百期，这实在令人动容。我们都知道，举办一两次这样的活动或许并不难，但能够连续多年风雨无阻地为大家传经送宝，这绝非易事，单单组织工作就极为繁杂！接下来，让我们把更多的时间留给张老师，再次以热烈的掌声欢迎张老师！

张苍：

今天，我演讲的题目是《仲景阴阳脉法皮科应用点滴体会》。2020年末，我阅读了建国师兄的著作《仲景阴阳脉法》，书中体系完整清晰，逻辑严谨且自洽。但当时，我并不确定该体系能否应用于皮肤科临床实践。

2021年4月22日，在刘观涛师兄的鼓励下，我邀请建国老师到我的门诊，为10位患者进行带教。我亲眼观摩了他运用阴阳脉法进行平脉辨证，通过分辨左右、大小、太过与不及，并据此指导处方用药。这10位患者是我"精心挑选"的。所谓"精选"，是指这些患者都是我作为一名有着20余年临床经验的皮肤科医生，经过长时间治疗却疗效不显著的病例。在随后的3周内，这10位患者陆续复诊，其中竟有5位患者取得了较为明显的病情改善。建国老师并非专门从事皮肤科日常诊疗工作，却能在面对我精心挑选的疑难病例时取得这样的疗效，我认为这非常了不起。这也促使我决定进一步学习和实践这一脉法。

随后，我参加了建国老师的培训班，我的10多位研究生在进入师门后也都去学习了这一脉法。我认为，建国老师为我们提供了一条通过脉诊进入中医大门的途径，他为我们搭建了第一个台阶。这个台阶平实简易，具有很强的可学习性。讲解脉法的人不在少数，其中许多内容玄妙高深，让我们望而却步。但这套脉法却极具亲和力，它帮助我们迈出了通过脉象了解病位、判断病性以及指导治疗的第一步。

古人云："师傅领进门，修行在个人。"其中的难处在哪里呢？难就难在门槛过高。建国老师的脉证经方体系，不仅为我们搭建了入门的阶梯，还在不断发展和完善，从一个入门之法逐渐演变成一个有深度、能够引领我们深入中医文化核心的方法。因此，仲景阴阳脉法非常适合刚踏入中医领域，或者学习中医多年却尚未真正入门的人学习。

后来，我系统研读了建国老师的3本著作。尤其是第一本《仲景阴阳脉法》，这是开山之作；第二本是《经方脉证图解》，我基本已经将这两本书的主要内容背了下来。我个人采用的学习方法是将书中内容制作成便于携带的卡片，卡片正面记录每个脉象的特征与描述，背面则写着对应的方剂以及需要鉴别的相关脉证。我会在单数天学习记忆卡片的 A 面内容，双数天学习 B 面内容，努力做到对这些知识烂熟于心。我认为这是一个不错的学习方法，首先要牢固掌握知识，若没有扎实的知识基础，又何谈灵活运用呢？第三本是《神农升降药法》，目前我已将其中内容整理到卡片的正反面并背诵下来，但还未进行更深入的研习。在这本书中，建国老师对中药进行了细致的分类，甚至对张仲景先生的几百个方剂也进行了大致的归类。

建国老师学术的特点是什么呢？它并非单纯的经验传承。例如，当双手寸脉弦紧、右大于左、溢脉突出时就使用越婢加半夏汤，这只是一条经验。但如果遇到超出这种经验范畴的情况，又该如何应对呢？所以，经验并非建国老师所提供的最核心内容。建国老师提出的是左右阴阳升降脉法，通过这个思路来认识人体的气机、阴精、阳气及其升降变化，这是一种方法论。

我在阅读《圣济总录》中关于小柴胡汤的内容时发现，在前后 10 页里记录的 5 个方剂，都具有胸胁苦满、心烦喜呕、默默不欲饮食、口苦、咽干、目眩等小柴胡汤的方证特点，但却都不存在发热症状。其中包含平胃散以及另外 3 个方剂，它们的方证极为相似，但古人却创立了 5 种不同的方剂。常说"但见一证便是"，可这里都已经出现"五证"了，却仍不一定能用小柴胡汤！在这种情况下，就需要有一个鉴别点，来鉴别症状无法解读的内容，而脉证就是其中非常重要的一点。

例如，临床上皮肤科常用的方剂——加减除湿胃苓汤，它与小柴胡汤加五苓散的方证相似，但二者的脉象可能截然不同。在柴苓汤体系中，主要依据脉象来判断。小柴胡汤的脉象是弦细、弦紧的，呈现出郁结不通、气滞的征象；而在除湿胃苓汤中，其脉象是一种模糊的濡象，二者脉象明显不同。

那么，对于学习经方的人来说，加减除湿胃苓汤与柴苓汤的方证是否毫无区别呢？实际上是有区别的。气郁与湿阻之间存在因果关系，但有时仅通过症状难以判断，此时就可以借助仲景阴阳脉法来辨别太过和不及，判断邪气性质，从而进行鉴别。

仲景阴阳脉法有一个极为巧妙之处，即它没有特别强调先辨六经。因为当从方证的角度去思考时，容易受到六经提纲证的影响，导致有时难以做出准确判断，甚至出现四经、五经合病的复杂情况。建国老师巧妙地避开了六经难题，避免了因无法合理解读而陷入困境。在现代语境下，通过阴阳的太过和不及，我们同样能够对病情进行精准解读。

建国老师所提出的30多个高重复率的脉证，常常能够与胡老（胡希恕先生）、冯老（冯世纶教授）的方证体系相契合，并且还能在此基础上进行拓展。这表明仲景阴阳脉法不仅能够引领我们入门，还能起到引导作用，它就如同一张地图。按照这张地图前行，我们既可以加深对胡冯经方体系的认识，也可以自主探索新的领域，甚至有可能到达建国老师尚未发掘的地方。这就是它的特点，它并非由30个脉证组成的经验集合，而是一个体系化的诊断方法。

在学习仲景阴阳脉法之初，"什么叫太过，什么叫不及"是一个令人困惑的问题。我们难以找到一个标准的健康脉象，无法确定其力度、长度、高度起伏等具体特征。经过两年多的实践，我发现很难确定一个适用于十几亿人的统一标准健康脉，每个人都有属于自己的标准健康脉。

一般情况下，作为医生，我们需要对患者的整体状态进行评估，做出一个基础判断：这个人是否健康，以及健康或不健康的程度如何。有些人体格壮实，精力充沛，锻炼适度，睡眠和饮食状况良好，既往无疾病，无遗传病史，父母健康，且当下无明显症状，然而摸其脉象却感觉微弱，似有若无。在这种情况下，如何在四逆汤与肾气丸之间做出选择呢？我认为，这样的人服用四逆汤或者肾气丸都不会出现明显的不良反应。因为其脉象并非虚弱，而是潜藏得很好，无须调动脉象来应对急迫问题，说明这个人是健康的，这种脉象就是他的常态健康脉。那么，该如何定义这种处于健康与疾病层次之间的正常脉象呢？我所理解的经方治病，治疗的是阴阳偏胜，阴阳偏胜会导致患者出现剧烈痛苦的症状。所以，当看到患者没有特别突出的异常症状时，我会默认此时的脉象就是他在一般状态下的健康正常脉。在六脉大致均匀的基础上，若某一部脉象出现大、浮、数、动、滑的特征，即为太过；若某一部脉象出现沉、涩、弱、弦、微的特征，即为不及。

我的第一次实践是治疗一位面部过敏性皮炎患者。该患者面部肿大、色红且伴有渗出，每年春季发病。经诊脉，发现其双手寸脉太过，右大于左，溢脉明显，于是我给予越婢加半夏汤治疗。患者服用3剂后，症状有所好转。

第二次实践是治疗一位双下肢糜烂渗出的湿疹患者。诊脉显示，其右关弦紧，我给予桂枝去桂加茯苓白术汤治疗，7日后患者症状明显缓解。这两次实践让我对仲景阴阳脉法建立了信心，此后在临床中对其进行了更多的应用。其中，葛根汤的使用频率较高。

例如，一位患者在春季吹冷风后出现荨麻疹，服用葛根汤后迅速痊愈，前后观察脉象，溢脉明显减轻。在临床中，我常用葛根汤治疗急性荨麻疹、急性带状疱疹。结合方证，若患者有胃肠型荨麻疹倾向，我会给予葛根汤；若患者舌红苔腻，可在葛根汤的基础上加用黄芩、黄连，即葛根芩连汤。二者脉象均表现为左手寸脉有力、有溢脉，此时的区别就在于右手的关脉与尺脉情况。在临床上，我使用葛根汤的频率甚至超过了麻黄汤、桂枝汤等方剂。

柴胡桂枝干姜汤加当归芍药散，是我学会运用的第一套经方合方，常用于治疗中青年女性痤疮。这类痤疮的特点是，痤疮规模不是特别大，但存在虚实夹杂、寒热错杂的表现；患者还伴有慢性疲劳、手脚冰凉、大便干、口苦、易心烦、月经不调等症状。此时，给予柴桂姜汤加当归芍药散治疗，能够取得较好的疗效。

在学习仲景阴阳脉法后，这一治疗方法也得到了印证。这类患者的脉象为：左手关脉弦，有时连及寸脉，右手尺脉弱，这也为之前的方证应用提供了有力佐证。柴胡桂枝干姜汤，还常用于治疗银屑病、黄褐斑、荨麻疹、带状疱疹等疾病。我曾经治疗过一位中年男性患者，他被确诊为"红皮病型银屑病",伴有走路迟缓、关节疼痛、腿肿、手脚发凉、便溏等症状。我给予柴胡桂枝干姜汤加当归芍药散治疗,患者出院时病情明显好转。后来查看病历发现,该患者左手脉有力,由于当时我还未学习仲景阴阳脉法,所以未记录其右手脉象。

苓桂术甘汤的脉证表现为:左脉弦紧、左大于右,常用于治疗银屑病、结节性痒疹。我曾经治疗过一位患者,其腿部存在坚硬的结节,如同铁钉,已持续 8 年多,病情顽固,难以治愈,患者尝试了各种方法均未取得效果。我通过诊脉,为其开具了茯苓 40g、桂枝 30g、白术 30g、甘草 20g 的方剂,再加用皮肤科常用的通络药物全蝎、皂角刺、威灵仙,最终取得了良好的治疗效果。此外,苓桂术甘汤还可用于治疗荨麻疹,或者结合脉证治疗皮肤病伴发的内科症状,也能取得不错的疗效。

抵当汤和下瘀血汤在临床中的应用也较为广泛。皮肤科存在许多顽固性疾病,例如血瘀证的银屑病,患者周身布满厚厚的紫色斑块,此时就可以使用下瘀血汤进行治疗。赵炳南先生最喜欢使用的一味化瘀药就是大黄,《神农本草经》记载:"大黄,味苦,寒,无毒。主下瘀血;血闭;寒热;破癥瘕、积聚;留饮宿食,荡涤肠胃,推陈致新,通利水谷,调中化食,安和五脏。"其中,第一条功效便是下瘀血。若患者皮损紫暗,双手脉均弦紧有力,体格壮实,且大便不稀,就可以使用大黄、桃仁、三棱、莪术等药物。

如果患者的皮损表现为红色、肥厚的斑块,且长时间无变化,该如何处理呢?在这种情况下,我倾向于选择具有活血化瘀功效的方剂,如抵当汤、桃核承气汤等。关于水蛭的应用,我科的陈可平老师曾广泛使用,用量为10g～15g,部分患者服用后出现少量衄血的情况。根据经方理论,这种出血往往预示着病情的好转,这相当于通过药物进行了一次体内放血。

对于伴有结节性痒疹、肥厚型斑块状银屑病的皮损,我们常常配合外治法。仲景先师曾提出"热入血室,刺期门",我们则采用刺体表血络拔罐放血的方法。张仲景先生还为我们提供了一种体内放血方法,即在胃肠内放血,称为"下血乃愈",也就是使用水蛭、土鳖虫等药物,制造一次内出血。皮肤与胃肠,一表一里,都是与外界连接的通道,都可以让人体排出一些物质。发汗就是通过皮肤排出汗液,刺络放血就是通过皮肤排出少量血液,下利就是通过肠道排出类似汗液的物质,药物导致下血就是通过肠道排出少量血液。

对于这类实证患者,在半表半里的位置,通过放血、发汗、通腑等方法,为其创造一点腾挪的空间。虽然这点空间可能仅仅表现为排出一滴血、两滴血、三滴血,但却能让人体获得重新调整的机会,这一点非常重要。

在治疗前,我会事先告知患者,服药后有可能出现出血情况,但不必惊慌。我在临床实践中发现,使用10g的大黄、10g的土鳖虫、10g的桃仁,不用水蛭,一般不会引起出血。此外,对于荨麻疹患者,若其看上去没有明显的皮损,但右脉沉实,且舌头呈现紫色,有瘀斑,同样可以使用下瘀血汤进行治疗,这都是高重复概率的方剂应用。

肾气丸也是临床应用中高概率重复使用的方剂。许多患者,其两手尺脉都无力,且左手尺脉更为无力,若伴有虚弱症状,使用肾气丸的机会就非常多。从荨麻疹到银屑病等多种皮肤病的治疗中,我都经常使用肾气丸。

如果单纯摸到两手脉象都无力,且右手更为无力,同时患者表现为一派寒象,我会使用四逆汤。不过,这种情况在临床上比使用肾气丸的机会要少。

很多时候,我会将四逆汤、麻黄附子细辛汤当作增效剂来使用。就像我们原来有一种药叫增效联磺片,是由 SMZ 加 TMP 组成。我把前面开具的方剂理解为 SMZ,而加入麻黄细辛附子汤或者四逆汤,就相当于添加了 TMP 这个增效剂。增效剂的作用,就是促使人体自身产生积极反应,不回避与病邪的抗争。

这种搭配适用于人体整体处于阴性反应状态的情况,比如患者浑身乏力、虚弱无神。另外,如果皮损长时间没有变化,我们也可以认为其处于阴性状态。

所以,有时候,若脉象不是特别虚弱,例如刚才所说的两手脉都紧的情况，我也会使用麻黄细辛附子汤，以达到散结、启动人体机能的作用。

这就好比在球台上放置一个乒乓球，若不允许触碰它，你很难发出精妙的弧圈球；但如果允许将球拿起来高抛一下，再发球就会容易很多。我们使用麻黄细辛附子汤或者四逆汤、十全大补汤，这一步就如同将球高抛。

孙思邈先生的医学体系与张仲景先生有所不同，在他的体系中经常会出现八珍汤、十全大补汤的身影。这是因为他所治疗的疾病与张仲景先生治疗的伤寒不同。伤寒属于急病，一般在数日内就能结束病程，而孙思邈先生治疗的疾病往往是慢性、顽固、复杂且迁延不愈的，患者正气不足在前，邪气深陷难以排出，必须先补足气血，才能促使邪气外出。十全大补汤就如同高抛发球，能够为后续的治疗创造条件。

我使用十全大补汤的指征主要是患者全身乏力，患者也会诉说怕冷，但并非冷到彻骨的程度，不像四逆汤所针对的那种极度虚寒症状。在面对许多虚冷患者时，我很多时候不会使用四逆汤、肾气丸，而是选择十全大补汤。

我们皮肤科治疗疾病，主要依靠的是气血，通过气血来冲开那些顽固郁结的疙瘩。气血就如同我们打扫卫生时使用的水和洗涤剂，没有充足的气血支撑，就难以调和寒热，疾病也就难以治愈。

我经常治疗荨麻疹，但有时治疗过程较为曲折。例如，某医院教育处的一位老师，他们科室的另一位老师患荨麻疹两年，在我这里看了两次就痊愈了。于是，这位老师也来找我治疗，然而他在我这里治疗了一年半才最终康复。我将整个治疗过程都详细记录了下来。

下面是较简单的成功病例：

案例一

患者男性，15 岁，2022 年 7 月 8 日就诊。

主诉：身起风团瘙痒 1 个多月。

病史：2～3 天吃 1 片非索非那定，爱出汗，不怕风冷，爱喝冷饮，大小便正常，照片可见潮红的斑片，皮色风团。

舌脉：舌尖红，右寸脉弦溢。

15 岁的男孩，身起风团瘙痒 1 个多月，需要两三天吃 1 片非索非那定。从西医来看，这个病也不重，但是对于患者以及家长来说，这就不成，因为他必须间断吃西药才能控制住症状！

我最初不会用越婢加半夏汤。但建国老师给我带教之后一年多，2022 年 4～5 月，宣武医院、安贞医院、朝阳医院的好几位同道先后得了同一种病，脸肿、过敏、渗出，同样的右寸脉弦溢，用了之后均获良效。这之后我就用习惯了，不害怕了，也敢给小孩用了。这个小孩右寸脉弦溢，有这一条，开了越婢加半夏汤，方向不会太错。

处方：

麻黄 9g　　　半夏 12g　　　大枣 10g　　　生石膏 30g

生姜 10g　　　甘草 10g

7 月 17 号复诊，未服西药，未起风团，爱出汗，不怕风冷。爱出汗。这对越婢汤系列都不成问题，越婢汤治的就是爱出汗、不怕风冷、爱喝冷饮，其他都正常，舌脉同前。原方 14 剂巩固。

现在的小朋友为什么经常会有水饮？我觉得和他们喜欢喝饮料有关。一天得喝好多瓶，喝的冷饮可能就变成了他体内的水饮，这种水饮在十四五岁的孩子体内，可能他能够有足够的阳气来升发，能走入津液循环渠道，然后往外发，但是太多的冷饮，将导致在某个环节发不出去，发出去才叫"升极"，升极之后才能降，它达不到升极这个程度，半截就回来了，就会形成皮肉的水饮。到了皮毛处出汗才成，如果汗出不去，就会表现在面部皮肤、胸背出油、冒痘、起风团等。如果这一个人体质更弱，他都升不到皮毛腠理这个层次，停留在肌肉这个层次，这个小孩就像建国老师昨天晚上讲的，很多有实证的人，觉得自己特别累，可能就表现为柴胡加龙骨牡蛎汤证，浑身沉重这么一种状态，老无精打采，不想干活，不想学习，上课打盹，低头点头。但这种人有一个特点，起来干活，他越干越精神，你让他出去玩，越玩越带劲。不爱学习爱玩，因为他一玩，阳气蒸腾起来，能够完成升极过程了，人体自然就舒服了。所以很多这样的小孩需要给他们往上升一下。麻黄堪当此任。

案例二

患者女，79 岁，2021 年 6 月 8 日就诊。

主诉：小腿起疹瘙痒 2 个月。

病史：瘙痒，但不影响睡眠。饮食、二便都正常。

查体：小腿多发钱币状水肿红斑，结黄色黏痂，脱屑。右胫前可见 1 个蚕豆大小的水泡。

舌脉：舌质暗淡，有瘀点。左寸脉关脉滑溢，左大于右。

第二个患者是小腿皮疹瘙痒两个月，没什么特别的症状。小腿多发钱币状水肿、红斑、结痂，就是叫钱币状湿疹，是湿疹里比较难治的一种，西医说有感染。从中医角度来说它有湿毒，用除湿解毒汤来治疗。

从脉证经方角度来说，我们看到了她的皮损，湿热下注，我们还看到她有一个独特的脉，左寸脉、关脉滑溢。左大于右，那说明她的津液处于什么情况呢？出于我刚才说的津液不能完成升极这个程度，既然憋到这儿了，那么我们应该让它出去。

原来碰到这种情况，我会用清热除湿汤，也就是加减龙胆泻肝汤来治疗，皮损绝对正确，红肿热痒、糜烂、渗出急性状态，脉还有劲，用清热除湿汤，学了建国老师脉法，给我一个特别大的帮助是：现在我会分左右了，右脉大我用清热除湿汤比以前更有把握；左脉大我又有了麻黄连翘赤小豆汤、麻黄加术汤、葛根汤加茯苓白术等新方。一升一降，一下子就有两套工具了。

这个人舌质暗淡有瘀点，左寸关脉滑溢，左大于右，那么对这个舌象怎么办？个人感想：当一个人没有什么病的时候，调整他的体质状态的时候，可能需要看舌头。当一个人处于急性的外感病的状态，尤其处于一种湿温病的状态时候，可能要看舌头，舌头的定位：外感湿温病。还有，我们处于一种体质，需要调整的时候，我们可以看舌头，看舌质、看舌苔。看这个舌苔看什么？一个是血，一个是津液。给这个患者开了薏苡附子败酱散，这是跟冯老学的，治疗各种顽固性湿疹用的。

首先判断，这个皮损是个阳明病，所以会用薏苡仁、败酱草。阳明病变成湿毒聚结，顽固的阳明病，需要用附子，来振奋阳气，或者说给一点动力，使其能够旋转起来。如果只让它降，它就会停住，就进入一种僵持状态。

建国老师昨天晚上说的，左关、右关同时脉大，较上劲了，又想上又想下就截住了，所以要加点动力让它旋转起来，附子就是这个动力。

后边加了茯苓、白术，这是除湿的药物，石膏、地黄是清热的药物，大家可以很明显看到我用这个方子的时候，脑子里掺杂了很多思路，第一个，我用葛根汤，是因为我学了脉证经方，患者有特别典型的脉证，所以我用了葛根汤。第二个，我跟冯老学过方证体系，所以我用了薏苡附子败酱散。第三个，我还学过中药学，所以我用了茯苓、白术。第四个，我学了中药学清热的药，所以我用了石膏、地黄。

所以处方用葛根汤加薏苡仁30g、黑顺片10g、败酱草15g、生地黄30g、生石膏15g、炒白术15g、茯苓15g。

我们没有人是从本科就开始跟建国老师学习的，所以我们在学习中，有去粗取精的过程，逐渐接近原本。最开头可能会在薏苡附子败酱散里边加葛根，后来变成以葛根汤为主加其他的药物，再往后来有可能变成了只用葛根汤加薏苡仁。我还在一点一点经历。

我6月8号看的，然后患者6月24号小腿出大泡，瘙痒乏力，小腿伸侧可以看到数块暗红水肿斑块，有结痂。双手关脉滑，左溢脉，左大于右。

同样是左大于右，有好多方子可用，不知道大家有没有背过建国老师所述"左大于右，寸脉为主，外加溢脉"的内容，一共有多少种方子？如果没有背下来，我们可以借鉴冯老在其类方解里所写，太阳病的情况都有可能出现这种表现。那么再往下还有一个细致的鉴别，就是如何通过这个脉象，鉴别出应该用葛根汤还是用防己黄芪汤。在我无法确定其本脉有多强多弱的时候，判断他现在这个脉象是相对弱，还是相对强的状态，我觉得还是需要脉证相结合，或者说在若干状况下，我还需要在若干的方剂里进行试错。我这次加用健脾除湿汤，健脾除湿汤是赵炳南先生治疗以亚急性湿疹糜烂渗出水肿为主症的方剂。防己黄芪汤主治左寸脉大的病症。

处方：

薏苡仁 15g	白扁豆 15g	山药 15g	芡实 10g
生枳壳 10g	萆薢 10g	黄柏 10g	白术 15g
茯苓 30g	泽泻 15g	防己 10g	生黄芪 30g
丹参 20g	牛膝 15g	桂枝 10g	

7月5日复诊，皮损消退，可见色素沉着，无瘙痒，偶尔头晕乏力，又加用了炙甘草。

一个脉证可能对应若干个方剂，我刚才选了两个方剂，一个是葛根汤，葛根汤主治的更多是风寒之证，另外一个是防己黄芪汤，主治风水皮水之证，它们还是有区别的。

相同的脉证会有不同的表现，是寒还是湿，是热，是瘀，是气滞等，我觉得就要进入脉证经方的第二步，根据脉象，对邪气属性进行判别，这是挺难的一步。

案例三

患者男，28岁，2022年7月6日就诊。

主诉：银屑病多年。

病史：最近 1 个月病情反复，偶尔有嗓子痛，心烦，睡眠差，胃口好，口干，脘腹胀满，曾有呕吐，大便正常，现额头、躯干、四肢可见较多点滴至甲盖大小、轻度浸润的淡红斑疹，伴脱屑。

舌脉：舌红苔白。脉濡滑溢，左大于右。

这个患者患有银屑病。其具体状况为：额头、躯干、四肢出现较多点滴至甲盖大小、轻度浸润的淡红斑疹，伴脱屑，舌红苔白，脉濡滑溢，左大于右。在我的认知里，这属于外感，有上焦证，有表证。这个患者脉濡滑，可判断其为湿热外感，而非风寒外感。所以给予甘露消毒丹，此为少阳湿温病中的一首方剂，并加用郁金。

7 月 26 日复诊，最近 3 周仍有新疹出现，腿部偶尔瘙痒，爱出汗，不爱吹空调，其他症状与之前相同，改用竹叶汤。

竹叶汤是治疗妇人产后面正赤的方剂，既可以治疗面正赤，还可以治疗大量冒汗，以竹叶汤为基础，我将其应用于此病例。竹叶汤的脉证是什么呢？是右手脉象更为突出。

8 月 16 日复诊，瘙痒减轻，其他症状相同，脉濡提示仍有湿邪。又转回治疗湿温，用加减藿香正气散。

用方：

藿香	白芷	苏梗	杏仁
栀子	豆豉	连翘	黄芩
赤芍	木瓜	蚕沙	枳壳

我们在辨证过程中存在见地不真的情况，也是这个病例短时间内病情反复的原因。8 月 16 号又改为藿香正气散，9 月 1 号基本无瘙痒，部分皮损边缘消退，多数已消退，其实患者一直在等待继续用治疗湿温的方法，那么中间使用竹叶汤这一段是否发挥作用呢？有可能发挥了作用，用叶天士的话叫"渗湿于热下"，这一段可能发挥了渗湿于热下的作用，将湿热分解开来，然后针对剩余的湿邪，再用藿香正气散发散，就将问题解决了。

当然，还有一点特别需要强调，这个病例不能作为典型成功病例来展示，因为银屑病有特别明确的规律，即冬重夏轻，所以患者在夏天病情好转，我都会说，咱们都感谢老天爷，是老天爷起了作用，这不算真正意义上的治疗成功。

同样，当保持谦虚态度时，会带来另一个好处，就是在另外一种情形下，不会觉得难过：在冬季，天越来越冷，银屑病患者问"大夫，我怎么还不好？"可以回答"老天爷挡着，没办法"。我们人能做的只是效法天地，地球受天的影响，而不能改变时空。

案例四

患者女，31岁，2021年6月20日就诊。

主诉：身起风团瘙痒1周。

病史：风团数量不多，可自行消退，未服用过西药，但全身不适，睡眠差，浑身乏力，爱出汗，口干口苦，怕风怕冷，容易疲劳，心慌心烦，月经多血块，遇冷易出现腹痛、腹泻症状，手脚发凉，大便时干时稀。

舌脉：舌质暗淡。寸脉尺脉皆弱，左关相对太过。

如果左关相对太过，请大家思考有多少个方证与之对应？

这是一例急性荨麻疹病例，风团可自行消退，未服用西药。患者全身不适，浑身乏力，爱出汗，口干口苦、怕风怕冷、容易疲劳、心慌心烦、月经有血块，症状较多，这算不算有上热下寒呢？

眼眶下有色素沉着，此为水斑，舌质暗淡，这不是阳证，寸脉尺脉皆弱，左关相对太过。这说明什么？结合前面的症状，我们判断其处于阴阳不和、气血不调的状态，用经方理论来说，就是中焦不畅，上热下寒、半表半里，呈现少阳病兼厥阴病的状态，给予柴胡桂枝干姜汤合当归芍药散，其治疗重点在于中焦。寸脉尺脉皆弱，左关相对太过，通过脉证合参，我们能更有把握使用柴胡桂枝干姜汤，增强治疗信心。

脉证合参的意思是什么？孤证不立。什么叫孤证不立？如果仅有症状，就像刚才提到的太阳病柴胡证。柴胡证一定是少阳病吗？不一定，单靠症状无法确诊。有时脉象不是特别典型，没有越婢加半夏汤证那种典型的右寸弦紧溢脉，也不能确诊。必须将脉象与症状相结合，像这种相对太过的脉象就必须结合症状分析。有症状时，我们就需要对相对太过的脉象进行解读。同样，对于急性荨麻疹患者，我从不说这是我治好的，我会说"你这个病有自限性，一般半年之内都会自己好。但在我的陪伴下你好了，我很高兴"。

患者处于慢性衰弱状态，舌淡且泛黑气，眼眶底下有黑斑，脉象沉弱，给予成药附子理中丸，加八珍颗粒。

我很喜欢附子理中丸，也将其作为阴证患者的增效剂。我曾治疗过一个有银屑病红皮病的小伙子，起初用凉血活血汤、清热除湿汤，疗效很好，他全身的红皮大约1个月之后已经好了一半，但剩下的红皮反而更红了，我说那就接着再吃，反正没有变淡，就接着再吃两周，他说"不成，我一天水泻三四次"，这种情况下就给他开了附子理中丸，配合凉血活血汤，又过了1个多月，他全身的皮损就都消退了。

临床上并非非黑即白，我们经常需要杂合以治。对于皮肤病患者，皮损一定不能忽略，如果只关注整体症状，治好了拉肚子，其皮损可能会增多；但如果只关注皮损，结果可能是继续拉肚子，拉到皮损不红，损伤体内阳气，甚至可能诱发心衰等后果。所以既要关注皮损辨证，又要关注整体辨证。我认为中医皮肤科医生要写出两个辨证结果，第一，整体辨证结果，如脾肾阳虚、太阴病；第二，皮损辨证结果，如血热毒蕴于皮肉。我觉得外科系统可能都适用这种方法，因为绝大多数情况下，我们看到的患者都是表里不一的，表里一致的病情太好治了。

我在学习脉证经方体系过程中有一个体会，就是我最初学过冯老的方证体系，这对我学习脉证经方非常有利。

刚才使用越婢加半夏汤，因为患者是北京的同道，可以随时联络，在学习之初我就能放心大胆使用。但是对于一些外地患者，下次见面可能是半年之后，我觉得这样用药时我胆量不够，需要有方证来支持。以往学过的知识都会成为学习新知识的助力，那么当有方证作为依据时，我们运用脉证就可增强信心，而当我们同时运用方证与脉证增强了对脉证的信心之后，在未来有可能达到另一个阶段，就是当有足够的脉证依据时，我们不需要那么多的方证来支持，也能有信心用药。

案例五

患者女，48岁，2021年12月6日就诊。

主诉：身起皮疹瘙痒6个月。

病史：患者皮疹于夏季出现，口干，饮水量少，经常心慌，体力一般，早晨起来眼睑水肿，膝关节疼痛，后背怕冷，头部怕风且怕冷，不能进食生冷食物。2019年在302医院诊断为药物性肝炎，目前仍在治疗，4年前在同仁医院诊断为桥本甲状腺炎、干燥综合征，目前正在口服羟氯喹、白芍总苷。

查体：上肢伸侧可见粗糙肥厚斑片，伴抓痕血痂。

舌脉：舌质淡红。脉弱，右关相对太过。

好，这位患者患有干燥综合征，服用羟氯喹、白芍总苷，上肢伸侧有粗糙肥厚斑片、伴抓痕血痂，舌淡红，右关相对太过，这符合建国老师书里所写的右关相对太过的几种情形。

处方：

附子20g	茯苓15g	党参10g	白术20g
白芍15g			

半夏泻心汤、附子汤、真武汤、理中汤对应的脉象均为右关脉相对太过。因患者后背明显怕冷，因而选用附子汤。我以前爱用大量附子，近些年用量减少，门诊的患者大多并非病情垂危，我们看到的寒象大多是痰饮、水湿、瘀血及气机阻滞所致。这些都不是大剂量附子的适应证。

中华人民共和国成立初期诸多中医老师的思维更纯正，但不沉迷于大剂量使用附子，附子不能通治百病，它不是中医的激素。

这位患者在 12 月 6 日首诊，经过一个月治疗后皮损减轻，便停用了羟氯喹和白芍总苷。但出现了其他症状：口干，饮水量增多，无心慌心悸，无眼睑水肿，乏力，膝关节痛，上肢伸侧、腘窝可见粗糙斑片、抓痕、血痂。当前主症是右胁下痛。

处方为减量的半夏泻心汤合肝着汤：

黄芩 10g	干姜 10g	党参 10g	黄连 3g
大枣 10g	甘草 10g	半夏 10g	旋覆花 20g
茜草 10g			

两周后其上肢伸侧皮损基本消退，但内科病症尚未治愈（血红蛋白 78g/L，生化检查谷丙转氨酶 67.6U/L，谷草转氨酶 43.7U/L），改回用附子汤，附子汤里的党参具有补益作用，希望能促进其恢复生机，后来临床上未再见到这位患者。

案例六

患者女，26 岁，2022 年 3 月 13 日就诊。

主诉：身起风团伴瘙痒 3 个月。

病史：近期连续服用多种抗组胺药，但仍全身多发风团、瘙痒，影响睡眠，以下肢为甚，不爱出汗，怕冷，饮水量不少，大小便正常，月经推迟。既往常在饥饿时出现胃痛。

舌脉：舌质暗红，苔白腻。双手关脉相对太过。

我们流派祖师赵炳南先生治疗荨麻疹的有效方剂之一是麻黄方。麻黄方并非由麻黄汤化裁而来，而是由阳和汤化裁而来，其主治易受外因诱发的荨麻疹。风寒暑湿燥火、雨雪霜露，皆为外因。麻黄方应用的另一个指征是体内有气血津液积聚。血瘀、血滞、血热提示血液运行不畅；痰饮水湿提示津液积聚，若无热象，脉象无明显特征时可用麻黄方。

西医治疗不一定比中医更快，就荨麻疹而言，有的患者对西药不敏感。这些患者往往能让我们体会到中医的速效。比如这位患者进行二线治疗，一天服用 4 片抗组胺药（一线治疗是一片抗组胺药，二线治疗为 2～4 片抗组胺药或联合使用不同抗组胺药，三线治疗为激素、环孢素、生物制剂）。

这位患者服用四片抗组胺药无效，一气之下停药，停药后症状反倒有所缓解。医生劝其注射生物制剂，但患者未接受，选择中医治疗。

廖列辉主任讲，患者来就诊的第一步是停用全部西药，半个月到一个月之后再进行治疗。这需要痛下决心，需要医生和患者都有足够的决心，患者也得有胆量。事实证明大多数荨麻疹患者停药后可获得缓解。欧阳卫权老师曾客观阐述停用西药后可能出现反弹期，最长可达两个月，这两个月能否坚持下来？如果 1 个月后病情还在加重，能否坚持？这要看对不同治疗模式的理解以及对中医的把握程度。只有坚持下来才可能成功。对于脉法学习来说也是如此：信心助力前行。

因为患者有一定的发作规律，故归类于诱导性荨麻疹。同时舌象显示体内有湿邪阻滞、血流不畅的表现，所以在赵老的学术体系里选用麻黄方：

麻黄 3g　　　杏仁 6g　　　白鲜皮 9g　　　干姜皮 10g

陈皮 10g　　　牡丹皮 10g　　　浮萍 3g　　　僵蚕 10g

丹参 15g　　　冬瓜皮 15g

案例七

患者女，33 岁，2022 年 1 月 5 日就诊。

主诉：身起风团瘙痒 6 个月。

病史：风团于产后 6 个月开始出现，至今已产后 1 年，患者的风团每日发作，每天服用 3 片抗组胺药，仍无法控制病情。一气之下停药，停药后症状反倒有所缓解。患者平时遇到冷热交替时，风团症状会加重，夜间症状更重，处于温暖环境会略感舒适，食欲不佳，需饮用热水，大小便正常，月经正常。

舌脉：舌淡红。双关脉紧，右关大于左关。

患者双关脉紧，右关大于左关，且发病于产后等。鉴于右关脉象稍强，我选用桂枝去桂加苓术汤，该如何理解此辨证呢？冷热交替时风团加重，夜间加重，一般我会用桂枝汤加荆芥、防风、白蒺藜，或者我们家的麻黄方。

但基于右关大于左关，我使用了14剂桂枝去桂加苓术汤，当时并不清楚疗效如何，因为正值疫情期间，半年后回访，患者称服用14剂药后就未再出现过风团，也未进行过其他任何治疗。

处方：

白芍 10g	炙甘草 6g	生姜 10g	大枣 10g
茯苓 10g	炒白术 10g		

14 剂

这提示什么呢？我们的脉证经方体系对病证发展具有一定的把握度，具有预见性，其体系内部逻辑性强，这件事让我觉得比治好一个患者更具鼓舞性和意义。

案例八

患者女，36岁，2021年10月27日就诊。

主诉：身起风团瘙痒2年。

病史：近期未服用西药，风团每日发作，怕冷，不爱喝水，不爱出汗，饮用凉水就会痛经，月经有血块，疲劳时会头痛乏力，手脚发凉。

舌脉：左脉沉细弱，右关脉相对太过。

左脉细弱也可表现为荨麻疹，该患者未服用西药，风团每日发作，怕冷，不爱喝水，不爱出汗，饮用凉水就会痛经，月经有血块，疲劳时头痛乏力，左手脉象虚弱。

左手细弱，对应肾气丸等一系列方剂。两手皆无力，且左脉特别细弱，左手代表阴与血。我将其分为两种情况，一种是阴不足，表现为左手脉细弱，尺脉最弱，并且手掌脚掌发热，可用肾气丸；另外一种是血不足，血不足会出现手脚发凉，可开具当归四逆汤，又因右关脉相对太过，所以处方为当归四逆加吴茱萸生姜汤，并加用黄连6g。

建国老师给出的吴茱萸汤脉证是太过脉，且以左寸中位最为有力，这与右手关脉所主的脾胃部位是否存在相关性？

12月28日没出现风团，停药两周后偶发风团。面色黄，舌质暗淡胖，舌苔白。脉沉细弱，左弱于右，右关相对太过。

余症不变，继服原方，患者吃完汤药后服用3盒补中益气丸，左手脉虚，补血，补完血后再补气。1个月内无发作，偶出一个蚊虫叮咬大小的小风团可自行消退。

案例九

患者女，24岁，2022年4月20日就诊。

主诉：荨麻疹5个月。

病史：患者每4天服用1片依巴斯汀，夜间和早晨多发，汗不多，怕冷，不怕风，气候变化容易发作，睡眠可，月经多血块，痛经剧烈。

舌脉：舌淡红胖，苔白。右脉滑，右溢明显，右手大于左手。

左不及、右太过可以用麻黄方吗？4天服一片依巴斯汀，表现还有月经多血块，痛经剧烈，气候变化容易发作，这叫什么？这叫外感，同时体内不是热性状态，不是热性的痰饮水湿积聚及血积聚，所以开麻黄方。

外感指会受外界风雨寒暑影响发生的变化，但患者明显体内有热。现在我用荆防方，加上了脉的鉴别，右脉大于左脉，实践证明方证和脉有高度的重合性。

吃了麻黄方之后，风团减少，患者自觉大大缓解，但脉还是明显右大于左，开了桂枝加龙牡汤，加合四逆散，但未愈，5月29日吃1天后，保持5天1片依巴斯汀，仍未愈。

患者对依巴斯汀减量自觉满意，但我内心很痛苦，于是同时处理左不及和右太过，左手脉不及用防己地黄汤，右手太过用葶苈大枣泻肺汤加栀子豉汤，分不清两个方使用细致差异，便遵从了阴阳脉法合方治疗。5月29日复诊，5周没服西药、未起风团。

当我们学习新体系的时候，经常需要一些激励，这些激励来自对老师提供的思路的理解。老师说的可理解，合乎经典，我们会有信心，同道提供了成功的案例也会增强我们的信心，所以我今天很愿意提供自己的在意料之外发生的神奇疗效，能体现体系的预见性这种案例，供大家参考。

这套脉法不光局限于经方，我还用它指导用赵老的方子，用朱仁康朱老的方子，用温病的方子。如果没有方法论，你把它们都当成经验来学，便会觉得天下经验不胜枚举，学得一头雾水，你得把他们都当成体系来学，外感、杂病、内伤分类辨证，就会有章可循。

外感、杂病、内伤分类辨证体系是干什么的呢？是给我们选体系用的，在不同的情况下调用不同的体系。比如外感状态，一看这人发着高热，病情急进，快速发展变化，用脏腑辨证是不是缓不济急？此时用外感体系，比如六经体系，卫气营血体系，用伏气温病体系，用湿温病体系，就是第一级的判断。再比如病情提示应该选用外感体系中的湿温病体系，这就是第二级判断。之后看上焦、中焦、下焦是第三级，在中焦篇里再选具体方子就更有把握了。你就很容易选到一个正确的方向，这便是体系的意义。

当皮损极其严重，顽固难愈，这种状况叫什么？它叫杂病状态，是一种持续存在的顽固状态，不传变，这种应该选用什么体系呢？在皮肤病里用我们赵炳南先生原创的50多个方子，特别好用。在内科体系里用什么呢？我没有深入钻研过，但我学过内科的杂病论——《金匮要略》，用"金匮"的方子治疗内科系统的慢性顽固剧烈而不传变的疾病，叫杂病体系。

若病缠绵不愈，慢性迁延顽固，不集中，它可能传变，一会儿有 5 个，一会儿有 0 个，一会儿有 10 个，这是什么？这是人体正气发生问题，这是内伤。李东垣先生、张景岳先生、陈世铎先生提供了若干内伤体系，我们应用体系时也应灵活变通。

仲景阴阳脉法在不同的体系里，也要调整对标准健康脉的认识。

案例十

患者女，31 岁，2021 年 5 月 24 日就诊。

主诉：口腔溃破，反复 2 个月；躯干起大水疱，伴瘙痒 1 个月。

病史：内蒙古自治区人民医院病理诊断天疱疮。纳呆，口苦，口干，大便偏干，小便黄，心烦，急躁。

查体：胸腹部可见一百多个黄豆大小水疱，部分大疱周围有炎性红斑。背部散见红斑，上有黏腻结痂。水疱边缘红斑，部分有松弛性水疱。右上颚可见红色糜烂面。

舌脉：舌质红。左尺最弱，左寸脉略强。

最后一则天疱疮，31 岁青年女性，全身泛发若干大疱。天疱疮是皮肤病里相对重的病。有时会危及生命。这种情况一般得用激素，起始是 60mg，但这个患者听说激素很可怕，激素为什么可怕？会把她从一个妙龄女子变成满月脸、水牛肩、全身变圆，激素会令她的青春美丽一下子无处可觅。所以她宁死不吃西药，不吃激素，要求中药治疗。她全身胸腹部可见 100 多个黄色大水疱。左尺脉不及且最弱，左寸脉略强。她的水疱是黄色的，说明存在感染，感染之后可能引发高热，高热后若任其发展就是脓毒症败血症，会危及生命，所以感染必须控制。

清脾除湿饮是赵炳南先生从《医宗金鉴·外科心法要诀》学来的方子，它主治心火脾湿加阴虚。左手脉细弱用的是生地黄、麦冬、甘草，她右手脉并不比左手脉大，左右都细。但她皮损很严重，是湿热俱盛、心火脾湿之象，所以选此方是以皮损辨证为主，参考了脉。

处方：

茯苓 10g	白术 6g	苍术 10g	生地黄 30g
黄芩 10g	麦冬 10g	炒栀子 10g	泽泻 10g
连翘 15g	茵陈 12g	芒硝 10g	生甘草 15g

灯心草 3g

5月24日初诊，6月2日复诊，还有少许新生的水疱，旧水疱也已大多干涸了，还有口干口苦、大便干、尿黄、心烦急躁等其他的症状，应该都是表现在右手脉象，但这个患者右手脉无异常，表现在皮损和症状上。清脾除湿饮、清心火、除脾湿的药物还保留，左手脉对应的生地黄、麦冬和脉是相关的，方证药一致。7月8日、28日，8月25日患者都来复诊了，一直在吃这个方子，躯干皮损结痂大多脱落，没新水疱了。10月20日复诊，没有新生水疱，皮损好了，临床痊愈。患者治疗后体重还增加了两千克。

总结一下：

诊在治前。无论中医还是西医如若没有清晰的诊断，将无法进行有效的治疗。所以我们一定要认真研习诊断技术及脉法。从古至今脉法为中医特色，我们不但要掌握主动问诊获取信息，其他客观体征获取能力我们都应提高。建国老师给我们提供了如此清晰可入门的脉学方法，我们一定要认真踏实下苦功，起码像我一样给它背下来，在临床中去实践，这是一定要做到的。

在学习阶段，不要妄想一下子掌握28脉，那是古人很多种脉法传承的综合，而某一个具体医家可能只用8种脉象。

脉道精微，28脉可以看成2的14倍，是14对阴阳，变化极其繁杂。如果你直接从2的14倍开始学起，根本不可能学会。建国老师讲了太过不及，这是二的一次方，我们从这里学起，一关一关过，必能行稳致远。建国老师所说的分左手右手的太过不及，能够让我们稳扎稳打走好第一步。不要好高骛远，要把自己的心态放得低，秉承空杯心态，切实实践，才能学到新东西。相信诸位在学习了方证之后，再学脉证定会如虎添翼。

最后，祝各位能够沉下心来，端正心态，认真扎实，从最简单也是最重要的学起做起。

廖列辉（主持人）： 精彩！什么叫作行云流水，娓娓道来？好久没听到这么精彩的讲演了，非常兴奋。第一，非常有亲和力，简直就像一个大哥跟你聊天，无拘无束。第二，张老师说他喜欢思考空洞的东西，但是他给我们传递的都是很具体的，你很容易会心一笑，都是你懂的。从张老师身上我们看到了，陈老师一直鼓励大家的"思求经旨，演其所知"的精神，他不只是研究50个方证的问题，而是把仲景阴阳脉法这套理论延伸到更多名方的使用，从而大大提高了自己的临床疗效。

古人说"吾生也有涯，而知也无涯"，张老师如痴如醉地去沉浸于中医，这点非常值得我们学习。"日拱一卒，功不唐捐"，张老师的成功背后付出了许多，我们为张老师鼓掌。

如果中医里面只有一个陈建国老师是不够的，需要千千万万的陈建国老师，万紫千红才是春，当满园春色的时候，还担心我们中医的文化不能发扬光大吗？

经方医学是一门顺势而为的医学

——学习脉证经方的感悟和体会

陈晓锋

廖列辉（主持人）：接下来，为大家演讲的是来自广西中医药大学附属瑞康医院康复医学科主任陈晓锋教授，让我们以热烈的掌声欢迎陈教授！

众所周知，广西山清水秀、人杰地灵、人才辈出。今日，陈晓锋教授莅临会场，为我们传经送宝。从陈教授的学术兼职情况来看，其涉猎广泛，由于数量众多，在此我就不一一宣读了，大家都能清晰看到。能够承担如此多的学术职务，必然具备非凡的能力。因此，陈晓锋教授无疑是一位极具实力的学者。从他的简介中，我们可以了解到，他学贯中西，致力于将中医发扬光大，推向世界，充分彰显了其在中医领域的文化自信。接下来，让我们把时间交给陈晓锋教授。

陈晓锋：

好的，非常感谢陈建国老师的邀请，也感谢廖列辉主任的介绍，以及各位同道的聆听。经过一段时间对脉证经方的学习，现在我向大家汇报学习成果，如有不足之处，恳请各位批评指正。

此次，我主要想分享自己学习脉证经方的感悟与体会。我们深刻认识到，经方医学是一门顺势而为的医学。对于这一观点，我们需要深入领会，这对我们学习经方，尤其是脉证经方，具有极大的帮助。

我们广西中医药大学附属瑞康医院的康复医学科，是我院第一批中医经典病房。说实话，康复医学科能够成为医院的第一批中医经典病房，我们在中医方面付出了诸多努力，也正因如此，才在广西业内获得了较好的认可。

我深切感悟到，要"以明师为师"。这里的"明师"，"明"是"光明"的"明"，也是"明道理"的"明"，明师堪称人生的宝贵财富。我于2023年开始跟随陈建国老师学习，参加培训班回去后，便持续不断地实践。在经方学习的道路上，我一直在探索，最初师从冯老，从方证对应入手，逐步摸索到脉证经方的思路。

很荣幸，我院曾在2016年和2021年推荐我参加央视第十频道《健康之路》栏目的中医分享与授课。昨天，我与陈建国老师交流时提到，脉证经方如此优秀的知识体系，其实也可以借助央视节目进行科普宣传，进一步扩大其影响力，造福更多老百姓。此次陈建国老师邀请我来讲课，我思考许久，究竟讲什么内容合适。最终决定分享我学习脉证经方的感悟与体会。

从去年学习至今，我感悟最深的一点是——阴阳是"三"。

我们对"阴阳"的认知，始于大学时期。然而，阴阳是"三"这一理念，是陈建国老师传授给我的重要阴阳观。也就是说，阴阳由阴、阳以及阴阳之间的相互关系这三部分组成。这一点至关重要。以一棵树为例，树吸收阳光，获得阳气；扎根大地，得到大地滋养，获取阴气。阳光为阳，大地水分是阴，阴阳相互作用，催生了这棵树。这棵树既非单纯的阳，也不是纯粹的阴，它包含了阴阳相互关系。这一理念极为关键。所以，我非常赞同刚才张苍老师所说，陈建国老师带给我们的是一套系统的理论，并非仅仅是经验之谈，而且这些理论体系确实能够通过实践得以印证。

基于阴阳是"三"的理论来认识疾病症状，我们领悟到症状也是"三"。症状是正邪斗争的产物，是阴阳相互作用的外在表现。那么，如何理解疾病所产生的症状呢？症状是阴阳相互斗争的结果，正气属阳，邪气为阴，正邪相互抗争便产生了症状。实际上，症状意味着正气试图祛邪，但正气的力量尚显不足，因而只能产生症状，还无法将邪气彻底驱逐。症状正是在这种正邪斗争的过程中产生的。所以说，症状是"三"，它既不是正气，也不是邪气，而是正邪相互斗争的产物，且由于正气力量不够，仅能产生症状，不足以完全祛邪。只有从这个层面去理解症状，我们才能明白为何经方医学是一门顺势而为的医学，才能更好地理解阴阳是"三"。

西医对症状的认识，主要基于病理、生理学角度，将症状视为疾病过程中机体内一系列机能、代谢和形态结构异常变化所引发的患者主观异常感觉或某些客观病态改变。中医对症状的认识，则基于整体观念和辨证施治原则，通过对患者症状的分析判断，结合病因、病机等因素，确定疾病的证候类型，进而指导中医治疗。中医和西医对症状的认识角度存在差异。就如同看吴灿师兄，我们既可以从前面观察他，也能从后面观察他。但需要注意的是，无论从前面还是后面看，他始终是吴灿师兄，只是观察角度不同而已。这意味着，中医和西医从不同视角看待症状和患者。运用西医的生理病理、解剖视角，我们会看到一种景象；而采用阴阳辨证方法，从经方视角去看，又会呈现出另一番景象。西医观察症状往往是为了诊断疾病，而经方观察症状，关注的是正邪斗争。正邪斗争通常表现为正气欲排邪，但正气力量不足。了解这一点后，我们便能更好地理解经方医学为何是一门顺势而为的医学。它实际上是在分析阴阳斗争的态势，明确正邪如何抗争，然后运用经方顺势而为地助力人体，最终使邪气消散，正气得以安宁，症状得以消除。这一点十分重要。借助脉证经方，我们能够更精准地把握病机，更清晰地了解阴阳斗争态势，明确如何帮助人体，采用何种方法，从而使疾病更快痊愈。

脉证经方还能更精准地指导我们选用方药。

例如麻黄汤，这是我们学习经方过程中的重要方剂。那么，如何理解麻黄汤呢？当邪气侵入人体后，人体正气奋起抗邪，正气试图调动人体津液，通过透表升散发汗的方式祛邪，但正气力量不够，只能通过发热来进一步调动人体机能。学习经方需要从这个角度去思考症状。在正邪斗争中，正气奋起抗邪，出现发热、身体疼痛、头痛、骨节疼痛等症状，但正气力量仍不足以驱走邪气。此时该怎么办？通过脉证经方，将把脉所得与症状相结合，我们就能明确人体阴阳斗争态势，知晓当前人体最关键的病机。明晰阴阳斗争态势和病机后，我们选择使用麻黄汤助力人体，顺势而为地帮助人体祛除邪气。所以说，经方医学是一门顺势而为的医学，其根源就在于此。因此，阴阳是"三"，症状是"三"，我们要了解阴阳斗争态势，进而帮助人体实现"邪去正安"，这是我学习经方后的重要感悟与体会。

这张"中医经方阴阳辨证图"（图4），是我基于自身感悟绘制而成。该图由我们科室的五脏图衍生而来，而五脏图则是从河图、洛书中感悟所得。

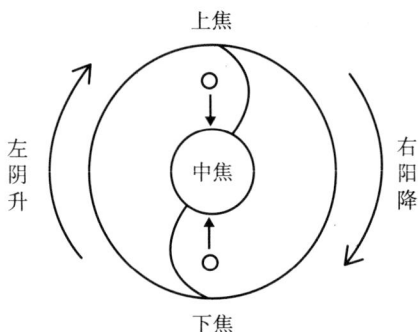

图 4　中医经方阴阳辨证图

大家请看这张图，其体现了左阴生、右阳降的原理。阴阳的升降运动表现为左阴升、右阳降，同时，我们还需特别关注上焦、中焦、下焦。我们把脉时所诊的寸关尺，对应的正是上焦、中焦、下焦。左阴升、右阳降，这便是阴阳的运动规律。

为何是左阴升、右阳降呢？陈建国老师曾就此为我们讲解。大家可查看陈老师在脉证经方公众号里专门发布的3篇论述阴阳辨证的文章，其中一些观点我深以为然，在此摘录相关文字。《素问·阴阳应象大论》记载："清阳为天，浊阴为地；地气上为云，天气下为雨。"古人在此阐述地十分明确，天属阳，地属阴，地（阴）气向上升形成云，天（阳）气向下降化作雨。也就是说，阴向上升，阳向下降，升降是阴阳变化的形式！《素问·阴阳应象大论》还提到"左右者，阴阳之道路也"，即阴阳是通过左右的路径进行运动变化的。《素问·五运行大论》指出"上者右行，下者左行，左右周天，余而复会也"，这表明上面的阳从右边下降，而下面的阴从左边上升。如此，阴气自左而升，阳气由右而降，天地的运行变化规律如此，根据天人相应的理论，人体的阴津血从左而升，阳气自右而降，人体气血的运行变化同样遵循此规律。

我热衷于思考，喜欢探究天地间的道理，并将其应用于临床实践。例如，我们在厨房煮菜时，中焦犹如釜。中焦具有腐熟、运化食物的功能。同时，我们要保证相火处于恰当的位置，就如同煮饭菜时火要在锅的下方，若火跑到上面，不仅无法腐熟食物，反而可能引发火灾。需注意的是，水在得到阳的作用后会变成水蒸气，所以说左阴升，升的是水，但要明确，水只有在得到阳的加持后才能气化、蒸腾，否则，若无阳的作用，水依然是水，无法形成气化功能，也就无法产生左阴升的运动。因此，我们体会到"左阴升"是水在得到阳的加持后才得以实现的。"右阳降"，就如同阳光普照大地，阳气需通过上焦、中焦一直降落到我们的命门，这就是所谓的相火以位，要将阳气引导至其应在的位置，这便是"右阳降"。

所以，我们会发现很多患者右侧尺脉较弱，这往往意味着右边的阳气无法潜藏下去。此外，还有一点体会是要关注阳气的"体"与"用"。就像我们打拳，要先将拳收回，才能有力地打出。先把拳收回来体现的是阳气的"体"，把拳打出去体现的是阳气的"用"，这就是阳气的"体"与"用"的关系。我们将阳气归藏到命门中潜藏好，这是阳气的"体"，阳气的"体"表现为潜降、归根；阳气的"用"则表现为升发。

再比如，我们现在常用的手机，如果手机没有充好电，就无法使用。手机充电的过程如同阳气的"体"，有了充足的电量（阳气的"体"），才能使用手机的各种功能（阳气的"用"）。

我自2008年开始从事康复医学科工作，在此之前的10年，我从事神经内科工作。在工作中我们观察到，很多卒中患者发病也遵循类似的道理。很多患者在发病前阳气消耗严重,阳气的"体"过度耗竭,没有了阳气的"体"作为基础,机体就会生病甚至瘫痪,无法发挥正常功能(阳气的"用")。所以,中医在为康复创造条件时,需要扶助患者阳气的"体",让患者的阳气得以稳固归根、收藏。患者能够行走、说话、吞咽等,这些都是阳气的"用"。只有具备了阳气的"体",人体的各种功能才能逐渐恢复,因为人体的各种功能本质上就是阳气的"用"。通过学习脉证经方,我们深刻体会到阳气的"体"与"用"的关系,阳气只有先收藏好,才能更好地发挥其"用"。

"中医经方阴阳辨证图"还揭示了中焦的重要性。通过把脉我们发现,尤其是在南方,很多患者存在中焦阻滞的情况。中焦阻滞的原因,要么是气滞,要么是痰湿,小孩则多为积食。中焦为何如此重要呢?因为左阴升、右阳降都要通过中焦,中焦是上焦和下焦的交通枢纽。通过把脉,我们常常发现许多患者中焦存在痰湿阻滞或气机阻滞的问题,有些小孩则是食积。这类患者的脉象往往表现为双关脉呈现弦紧脉或滑脉。当出现这类脉象时,我们先将中焦调理好,人体的左阴升、右阳降就相对容易调整了。

我们的仲景阴阳脉法,实际上是左阴升、右阳降理论的延伸。以0代表正常脉象,左边脉诊得0以上的脉象为"阴盛",左边脉诊得0以下的脉象为"阴虚";右边脉诊得0以上的脉象为"阳盛",右边脉诊得0以下的脉象为"阳虚",并且用数字进行记录。中医讲究以和为期,遵循守中之法。无论左边脉还是右边脉,0以上的脉象表示太过,0以下的脉象表示不足。通过经方治疗,使太过的脉象回归到0,使不及的脉象也回归到0,这就是守中之法,以和为期。由此,我们可以推导出4个阴阳辨证的根本病机,即左边的阴盛、阴虚,右边的阳盛、阳虚。具体到患者身上,这4个阴阳根本病机可以相互组合,在临床上,我们经常会遇到阴盛阳虚、阴盛阳盛、阳盛阳虚的患者。

接下来,我通过列举一些医案,与大家进一步深入探讨。

病例一

以这例多重耐药菌性肺炎经方医案为例。患者张先生，55 岁，因"昏迷、反复发热一月余"入院。1 个多月前，患者因脑出血急性期、脑疝形成，接受了开颅手术、血肿清除术、去骨瓣减压术以及气管切开术。1 个月来，患者一直处于昏迷状态，反复高热，气管切开，痰培养结果显示为铜绿假单胞菌、肺炎克雷伯菌，均为多重耐药菌。在院外，患者反复使用多联抗生素，但感染控制效果不佳，持续高热 1 个月。这样一位患者来到我们科室，我们是按照怎样的思路进行治疗的呢？这位患者发热，伴有大量冷汗，面色无华。观察其眼睑，下拉眼睑可见浮肿，表明水湿较重。患者痰多，痰色白中带黄，大小便正常，舌质胖大，舌苔白腻。这位患者两边脉均无溢脉，关键在于其右侧尺脉非常弱，同时双侧关脉呈现滑脉。我们紧紧抓住该患者的病机，从阴阳辨证角度来看，属于阳虚、阴盛、阳盛；从六经辨证角度来看，为少阴、太阴、阳明合病；从多纲辨证角度来看，是痰饮化热。我们选择的方剂是真武汤＋葶苈大枣泻肺汤化裁，具体方药如下：

制附子 15g（先煎）	炒白术 30g	茯苓 20g	白芍 10g
生姜 15g	桂枝 15g	炙甘草 6g	葶苈子 12g
大枣 12g	姜竹茹 15g	石菖蒲 15g	砂仁 15g

在疗效观察中进行脉证辨析：上方服用 6 剂后，患者体温逐渐降至正常，之后进一步随证加减，并给予黄帝内针和醒脑开窍针法进行针灸治疗，同时开展系统康复治疗。

经过系统治疗两个月后，患者出院。出院前，患者神志已清醒，顺利拔除了气管套管和胃管，恢复了部分步行能力。我们紧紧抓住真武汤针对下焦寒、中焦有痰湿的根本病机，以及葶苈大枣泻肺汤针对上焦化热的根本病机。按照"脉、症、机、方、药"五要素经方体系运用经方，为患者创造了良好的康复条件。患者出院那天，其父亲对我们科室的整个团队深表感谢，一下子送了科室 9 面锦旗。

病例二

患者黄先生，75 岁，因"反复发热两月余"入院。1 个月前，因大面积脑梗，患者接受了气管切开术。此后两个月，患者持续反复发热，气管切开处痰培养出鲍曼不动杆菌与铜绿假单胞菌，二者均为多重耐药菌。于院外反复使用多联抗生素，感染状况仍未得到有效控制，发热症状持续存在。

该患者反复发热已达两个月之久，其所感染的鲍曼不动杆菌及铜绿假单胞菌治疗难度较大，即便在外院联合使用多种抗生素，也难以控制病情。

针对此患者，我们遵循"脉、症、机、方、药"的思路展开辨证与治疗。首先进行脉象诊断，该患者双侧无溢脉，右侧尺脉偏弱。需留意的是，此患者脉象与前一位患者有所不同，其右侧迟脉亦弱，而左侧尺脉偏强。患者发热无汗，面色无华，眼睑色淡，痰液较多，痰色白中带黄绿，舌体胖大。我们精准把握该患者的病机，从阴阳辨证角度而言，为阳虚、阴盛、阳盛；从六经辨证角度判断，属于少阴、太阴、阳明合病；从多纲辨证角度分析，乃痰饮化热。基于此，我们选用麻黄附子细辛汤、泽泻汤与黄芪进行化裁，具体方药如下：

麻黄 15g	制附子 15g（先煎）	细辛 3g	藿香 15g
佩兰 15g	泽泻 30g	炒白术 30g	茯苓 25g
黄芪 35g	胆南星 8g	薏苡仁 30g	石菖蒲 15g

在疗效观察过程中结合脉证进行分析：患者服用上方 1 周后，体温逐渐恢复正常。后续进一步依据症状变化进行随证加减，并给予黄帝内针与腹针针灸治疗。经过系统治疗两个月后，患者肺部感染得到良好控制，顺利拔除气管套管，患者出院。

我们紧扣麻黄附子细辛汤针对下焦寒、中焦有痰湿且左侧尺脉提示透邪的根本病机，此患者从脉证分析，右侧尺脉呈负脉，中焦有滑脉，左侧尺脉为有余脉。同时把握泽泻汤加胆南星、薏苡仁针对中焦痰湿化热的根本病机，该患者从脉证分析，右侧关脉滑且为余脉，右侧寸脉呈负脉。鉴于黄芪具有益气升阳之功效，且左侧寸脉负脉提示存在阴虚，依据"阳主阴从、阳生阴长"的阴阳关系，治疗以扶阳为主，未专门使用滋阴药物。通过遵循"脉、症、机、方、药"五要素经方体系运用经方，为患者创造了良好的康复条件。

病例三

最后一个案例为一位患有顽固性睡眠障碍的患者。患者周女士，72岁，因"睡眠障碍6年"前来就诊。其主要症状为入睡困难，常辗转反侧难以入眠。此前，患者历经中医、西医治疗，均未见显著疗效。

周女士右侧下焦呈现负脉，双关皆现弦脉，左侧关脉弦亢有力，而右关弦却不耐按。所谓弦而不耐按，即诊得右侧关脉为弦脉，但稍用力按压，便感觉脉下空虚。例如，大柴胡汤证、柴胡龙骨牡蛎汤证或柴胡加芒硝汤证的患者，其右侧关脉通常弦且有力、耐按。我们进一步详细询问患者，了解到其存在口苦、咽干症状。需注意，口苦、咽干并非仅见于少阳证，厥阴证亦可能出现。此外，老人家易上火，常发口腔溃疡，但下肢却畏寒，夜尿频繁，睡眠质量不佳。

我们精准把握该患者的病机，从阴阳辨证角度来看，为阳虚、阳盛、阴盛；从六经辨证角度判断，属厥阴证；从多纲辨证角度分析，是气滞化热。基于此，我们选用柴胡桂枝干姜汤进行化裁，具体方药如下：

柴胡 30g　　　桂枝 15g　　　干姜 13g　　　生牡蛎 30g（先煎）

天花粉 15g　　黄芩 15g　　　朱茯神 15g　　栀子 13g

夜交藤 35g　　生龙骨 30g（先煎）

在疗效观察中结合脉证分析：患者服用上方3天后，逐渐能够入睡。后续进一步随证加减，1周后，患者自觉睡眠质量提升，睡得更为深沉。坚持治疗 2 个月后，即便停服中药，患者亦能安然入睡。我们准确把握柴胡桂枝干姜汤双关弦，左侧关脉弦而有力、右侧关脉弦而不耐按，考虑半表半里阴证的根本病机。通过遵循"脉、症、机、方、药"五要素经方体系运用经方，成功治愈患者多年顽疾。

以上即为我们学习脉证经方的感悟与体会，感谢各位老师与同道的聆听！

"路漫漫其修远兮，吾将上下而求索"。让我们以明师为师、以经典为师、以患者为师！在陈建国老师及各位老师的悉心指导下，与各位同道携手，为更好地推广脉证经方而不懈探索，为更优质地服务患者贡献我们的诚挚力量！谢谢大家！

廖列辉（主持人）：陈晓锋老师的演讲热情洋溢，充满自信。我想用几个成语来概括陈晓锋老师的演讲内容。第一，他向我们传递了一个理念，作为医者，要达到"目中无人"的境界。这里的"目中无人"并非指冷漠无视，而是说，我们不能仅依赖方证、脉证，更要通过对患者所有症状信息的分析，把握其内在关联性，从而精准处方用药，透过方证、脉证洞察人体内部的病理与生理状态。第二，我们从陈晓锋老师展示的几个重症、疑难症案例中，更清晰地看到了他的能力与实力，正所谓"沧海横流，方显英雄本色"，这些案例都是靠实力说话的。最后一点，我始终坚信"你若盛开，清风自来"。所以，我们都要加油奋进！

让我们再次把掌声送给陈晓锋老师！

柴胡类方的脉证鉴别应用

姚颖玉

廖列辉（主持人）： 接下来的这位演讲嘉宾，大家都十分熟悉，他就是来自河北中石油中心医院中医科的姚颖玉主任。姚主任在廊坊的卫生机构中，中医医术颇为精湛。下面，我们将时间交给姚老师，有请他为大家带来精彩的演讲。

姚颖玉：

中医历史悠久，堪称一座宝库。它为我们提供了宝贵资源，却也让部分中医后辈在这座宝库前眼花缭乱，最终空手而归。在当前国家大力振兴中医的背景下，中医溯源工程极有必要持续推进。该工程旨在研究古人如何看病，以及依据何种理论开方用药。

以柴胡类方为例。柴胡类方源自《伤寒论》，共涉及 7 个方剂，其配方以小柴胡汤为基础，包括小柴胡汤、大柴胡汤、柴胡桂枝汤、柴胡加芒硝汤、柴胡桂枝干姜汤、柴胡加龙骨牡蛎汤以及四逆散。

小柴胡汤是张仲景先圣创立的针对半表半里少阳证的和法方剂。《伤寒论》第 96 条记载："伤寒五六日中风，往来寒热，胸胁苦满、默默不欲饮食、心烦喜呕，或胸中烦而不呕，或渴，或腹中痛，或胁下痞硬，或心下悸、小便不利，或不渴、身有微热，或咳者，小柴胡汤主之。"

柴胡（半斤）、黄芩（三两）、人参（三两）、半夏（半升，洗）、甘草（炙）、生姜（各三两，切）、大枣（十二枚，擘）。上七味，以水一斗二升，煮取六升，去滓，再煎取三升，温服一升，日三服。若胸中烦而不呕者，去半夏、人参，加瓜蒌实一枚；若渴，去半夏，加人参，合前成四两半，瓜蒌根四两；若腹中痛者，去黄芩，加芍药三两；若胁下痞硬，去大枣，加牡蛎四两；若心下悸，小便不利者，去黄芩，加茯苓四两；若不渴，外有微热者，去人参，加桂枝三两，温覆微汗愈；若咳者，去人参、大枣、生姜，加五味子半升、干姜二两。

我们学习后，视小柴胡汤为珍宝，深知其为千古第一方，很多人习惯且喜爱使用小柴胡汤。然而，当我们见到类似小柴胡汤证的症状，比如口苦，便认为是柴胡类方证，于是开具小柴胡汤。但患者服用后，常常效果不佳，最终不了了之。这是因为小柴胡汤所覆盖的症状繁多，且在临床上较为常见。初涉临床时，所见到的症状似乎都能从小柴胡汤条文中找到，因此只需照方抓药、按部就班即可。即便现代研究从少阳枢机的角度探讨柴胡汤及类方的作用机制，撰写诸多关于通过枢机功能的转变或强化，作用于相关部位、层次的病变，改善其机能状态，促使疾病向愈的文章，实际上也只是对原条文的侧面阐释，未能深入探究条文背后的理论依据。在跟师学习时，我常见对小柴胡汤证进行随症加减，有些人加减后有效，有些人却无效。老师在使用时，加一两味药便能取得疗效，而我们回来给患者开方时却没有效果。这是为什么呢？

阴阳作为中医知识的基石，是学习中医无法回避的关键内容。老子在《道德经》中说："道生一，一生二，二生三，三生万物。万物负阴而抱阳，冲气以为和。"从阐述阴阳的角度来看，太极为一，一生二，二即两仪，也就是阴阳。阴阳之间的相互作用为三。这里的"三"是约数，代指万事万物对立统一的关系。物质内在关系的相互对立统一以及物与物之间关系的对立统一，是我们认识万物存在的基础。

中医理论大道至简。其理论基础是阴阳盛衰理论，乍看之下，似乎很容易理解，基本上就是判断虚证和实证，进而确定采用补法还是泻法，即所谓"虚则补之，实则泻之"，但实际上远不止如此。阴阳盛衰理论还涵盖了常见的病理产物类病机、多重病机等。此外，阴阳盛衰理论是直接将病机与治疗相结合的理论，涵盖范围极为广泛。依据阴阳盛衰理论，判断出阴阳盛衰后，根本无须具体判断患者身上有多少症状，目前合并了多少病机，便可直接确定当下阶段最为正确的治疗方向，反之则必然是误治。这是仲景反复向我们明示的重要方法。

《伤寒杂病论·伤寒例》提示："夫阳盛阴虚，汗之则死，下之则愈。阳虚阴盛，汗之则愈，下之则死。"从这一治疗大法中我们可以看出，阳盛与阴虚以及阳虚与阴盛是相互关联的，并且分别采用了相似的治法。也就是说，阳盛和阴虚都应采用"下法"，阳虚和阴盛都应采用"汗法"。那么，作为以"和法"代表的柴胡类方，是如何体现阴阳关系的呢？

从仲景著作原文及《神农本草经》的记载来看，升降治疗方法需通过药物的四气五味来实现。从寒热温凉四气的角度而言，温热药物属阳，治疗方向为升；寒凉药物属阴，治疗方向为降。温热药物可补阳抑阴，寒凉药物可益阴泻阳。由于中药的多样性，部分药物较为特殊，存在气与味的阴阳升降属性不同的情况。此时，判断药物的阴阳升降属性需依据两个原则：第一是气与味的多少；第二是药物作用的实际结果。

以柴胡为例。柴胡的作用部位在中焦，因此在治疗"主腹"相关疾病时，有应用柴胡的机会。由于柴胡的作用是将中焦的邪气向上透发，所以也能将中焦之上"心"的邪气透发出来。需要明确的是，只有当"心腹"中有需要透发的邪气时，才能够使用柴胡，并非"心腹"中的所有疾病都适用柴胡治疗。《伤寒杂病论》中提到，服用小柴胡汤后能够达到"上焦得通"的效果，这也表明柴胡能够从中焦向上通达上焦，所以古人说柴胡能够"主心腹"。柴胡能够使中焦的气向上、向外运行，因此能够治疗"饮食积聚"，起到"推陈致新"的作用。

小柴胡汤

接下来，我们再审视《伤寒论》中与小柴胡汤相关的重要条文，除了前文提及的第96条之外。

《伤寒论》第97条记载："血弱气尽，腠理开，邪气因入，与正气相搏，结于胁下。正邪分争，往来寒热，休作有时，默默不欲饮食。脏腑相连，其痛必下，邪高痛下，故使呕也。小柴胡汤主之。服柴胡汤已，渴者，属阳明，以法治之。"

小柴胡汤是经方中重用柴胡的典型方剂，充分展现了柴胡这味药的功效。全方采用升法，用以治疗"阴盛"所致的气滞证。

小柴胡汤证的病机为"正邪相搏，结于胁下"。胁下处于人体上下、前后的中间位置，也可被视作"半在里，半在外"，我们统一将其归属于中焦范畴来认识。由于"正邪相搏，结于胁下"，患者会出现胸胁苦满的症状；正气欲向上、向外驱邪，进而出现"口苦，咽干，目眩"等上部症状，以及"心烦喜呕"等上逆症状；正邪交争于中焦，所以会出现"默默不欲饮食"；正邪交争过程中，时有进退，故而会出现"往来寒热"。由此可见，小柴胡汤所对应的症状虽繁多，但均是因"正邪相搏，结于胁下"，且正气欲向上、向外驱邪，却仅依靠人体自身正气难以自行驱邪外出的状态所引发。

《伤寒论·辨脉法》中指出："阴阳相搏，名曰动。阳动则汗出，阴动则发热。形冷恶寒者，此三焦伤也。若数脉见于关上，上下无头尾，如豆大，厥厥动摇者，名曰动也。"

气滞证，指的是人体某一局部气机循行不畅。出现这种状况的原因，是该局部存在邪气，人体正气聚集于此与邪气相争。由于局限于某一部位，在脉象上表现为短脉。

小柴胡汤证属于气滞证，鉴于气滞于表里之间，且正气相对较为充足，在脉象上表现为局限在关部出现弦脉。

小柴胡汤

	溢脉	溢脉
寸		
关	1	
尺		

病案一

患者李某，女，41岁，于2023年2月28日就诊。

主诉：双侧乳房疼痛伴双下肢发凉半年余。

现主症：患者诉双下肢凉，气短，疲乏，脱发，偶有头晕心慌，腰痛，睡眠差，夜梦多，胃胀，反酸，着凉后明显，不能纳凉，手皲裂伴有疼痛，大便干，小便不尽感，舌红苔少。

既往史及其他病史：乳腺增生病史，甲减病史。

西医诊断：乳腺增生。

脉证：左手关部中位太过脉，左手溢脉。

处方：

柴胡30g	黄芩10g	清半夏9g	北沙参10g
生姜10g	甘草10g	大枣10g	桂枝15g
白芍15g	当归15g		

14剂，日1剂，水煎服，每日2次。

二诊：患者于2023年3月14日再次就诊，患者诉乳腺疼痛明显减轻，以上诸症较前好转。左手关部中位太过脉较前明显减弱。

处方：

柴胡24g	黄芩10g	清半夏9g	北沙参10g

生姜 10g   甘草 10g   大枣 10g   白芍 15g

当归 15g

14 剂，日 1 剂，水煎服，每日 2 次。

左脉诊"阴"盛衰，右脉诊"阳"盛衰。结合上述情况我们就可以看到，症状结合脉象，能准确诊断患者病机状态，从而给出正确的治疗思路。

下面咱们把柴胡类方剂的脉象图例举出来。结合这本书陈建国教授提供的阴阳理论基础，供大家学习参考。

小柴胡汤

	溢脉	溢脉
寸		
关	1	
尺		

大柴胡汤

	溢脉	溢脉
寸		
关	1	1
尺		

柴胡加龙骨牡蛎汤

	溢脉 1	溢脉 1
寸		
关	1.5	1.5
尺		

柴胡加芒硝汤

	溢脉	溢脉
寸		
关	1	1
尺		1

柴胡桂枝汤

	溢脉 1	溢脉
寸		
关	1.5	
尺		

柴胡桂枝干姜汤

	溢脉 1	溢脉
寸		
关	1.5	
尺		−1

四逆散

	溢脉	溢脉
寸	−1	
关	1	
尺	−1	

我们在临床实践中，体会到学完脉证图之后，遇见相关的症状，结合脉象，反而用小柴胡汤的机会少了。其他柴胡类方的使用频率越来越高，辨证越来越准确，临床使用效果明显。下面把其他的柴胡类方逐条分析一下。

大柴胡汤

再来看看《伤寒论》中大柴胡汤相关的原条文。

《伤寒论》第165条说：伤寒发热，汗出不解，心中痞硬，呕吐而下利者，大柴胡汤主之。

柴胡半斤　黄芩三两　芍药三两　半夏半升，洗　生姜五两，切　枳实四枚，炙　大枣十二枚，擘

上七味，以水一斗二升，煮取六升，去滓再煎。温服一升，日三服。

大柴胡汤的脉证特征：

	溢脉	溢脉
寸		
关	1	1
尺		

脉象：双侧关弦以右侧为明显。

解读：本方证属实证，脉诊为太过。病位在"胁下""心下"，均为中焦，故为关脉太过。方药组成升法降法同用，故为双关弦。右手关脉可能比左手强，标注1.2、1点几、2、1.5均可。

依据仲景阴阳脉法属于阴盛兼以阳盛。

当摸到双关太过的脉，且患者表现为脾气急躁，体格壮实，面色暗红，舌红苔厚，说话有底气，口臭，脉沉实有力，胃脘部压痛，叩击右肋弓牵引

胃脘部疼痛。这样的患者真的往那一站的时候，有的时候从面相上也能看出此类患者特征，这是大柴胡汤证的面诊表现，摸脉时可感受到双关脉特别有力。

病案一

患者王某，女，70岁，于2023年3月28日就诊。

主诉：心下痞满4年余。

现主症：患者诉心下痞，看见食物不欲食，伴有恶心欲吐，胃胀，大便偏干，3～5天排便1次，更甚者1周排便1次，不食凉，食凉后胃部不适。追溯病史，有高血压病史，最高血压可达150～160/90mmHg，长期口服降压药，血压控制欠佳，血压偏高时未见头晕不适，便秘20余年，舌红苔少。

既往史：高血压病史。

西医诊断：胃炎。

脉证：双关有力，左手关部中位太过脉。

处方：

柴胡18g	黄芩10g	清半夏9g	白芍20g
炒枳实10g	大黄15g	桃仁20g	大枣10g
姜厚朴15g			

14剂，日1剂，水煎服，每日2次。

二诊：患者于2023年4月11日再次就诊，诉诸症较前有所缓解，现继续服药：

柴胡24g	黄芩10g	清半夏9g	白芍20g
炒枳实10g	大黄15g	桃仁20g	大枣10g
姜厚朴15g			

14剂，日1剂，水煎服，每日2次。

病案二

患者朱某，女，44岁，于2023年1月16日就诊。

主诉：颈椎伴有后背疼痛1年余。

现主症：患者胃脘部不适伴胀满。

现病史：颈椎伴有后背疼痛，发紧，头昏沉，前胸偶有疼痛，颈椎核磁提示颈椎管狭窄，颈椎间盘突出。头核磁提示有缺血灶，平素乏力，纳差，胃偶有隐痛，食多胃胀，怕冷，怕风，不喜凉，爱上火，最近牙龈肿，腰酸，睡眠一般，有鼻炎病史，大便不成形，黏腻，舌红苔少。

既往史：鼻炎。

西医诊断：颈椎病。

脉证：双手关部有力脉。

处方：

柴胡 18g	黄芩 10g	清半夏 9g	白芍 15g
炒枳实 10g	熟大黄 3g	大枣 10g	黄连 15g
党参 20g	干姜 10g	桔梗 10g	

3剂，日1剂，水煎服，每日2次。

二诊：患者于2023年1月20日再次就诊，患者自诉症状有所好转，现继续用药：

柴胡 18g	黄芩 10g	清半夏 9g	白芍 15g
炒枳实 10g	熟大黄 3g	大枣 10g	黄连 15g
党参 20g	干姜 10g	桔梗 10g	

5剂，日1剂，水煎服，每日2次。

经后续咨询患者有无不适，患者自诉症状已好。

柴胡加龙骨牡蛎汤

原条文：

《伤寒论》第107条云：伤寒八九日，下之，胸满烦惊，小便不利，谵语，一身尽重，不可转侧者，柴胡加龙骨牡蛎汤主之。

柴胡四两　龙骨、黄芩、生姜切、铅丹、人参、桂枝去皮、茯苓各一两半　半夏二合半，洗　大黄二两　牡蛎一两半，熬　大枣六枚，擘

上十二味，以水八升，煮取四升，内大黄，切如碁子，更煮一两沸，去滓。温服一升。

柴胡加龙骨牡蛎汤的脉证特征：

	溢脉 1	溢脉 1
寸		
关	1.5	1.5
尺		

这就是柴胡加龙骨牡蛎汤的脉证图。在这个脉证图中，双手寸脉会出现溢脉，且双关都有力。

在临床中，失眠患者特别多。我们治疗失眠时会用到很多方子，比如常用的黄连阿胶汤，还有柴胡加龙骨牡蛎汤、猪苓汤、栀子豉汤、酸枣仁汤、甘麦大枣汤等，有诸多治疗失眠的方子。但是，当面对一个失眠患者时，我们该选哪个方子更合适呢？如果没有脉象的指导，我们很难从这么多方子中选出最合适的。在随证加减时，还需仔细诊脉，判断患者是否伴有气滞之脉、血瘀之脉、水饮之脉，或是血虚、气虚脉等情况，要从脉的浮、中、沉去体会，不同情况脉象的表现也不一样。

柴胡加龙骨牡蛎汤以小柴胡汤配伍龙骨、牡蛎为特点。全方病机包含多个因素，其中龙骨主要用于治疗"阳盛"。从辨阴阳的角度看，柴胡加龙骨牡蛎汤证的病机包含阳盛和阴盛，所以在治法上既有升法又有降法，阴盛者用升法治之，阳盛者用降法治之。由于存在阴盛的柴胡证，邪气留滞中焦，正邪交争，正气欲向上祛邪，所以出现"胸满"的症状；又因为有阳盛的龙骨、牡蛎、大黄、铅丹证，所以出现热势上涌的"烦""惊""谵语"症状；热邪上涌，且正气也在向上祛邪，气血皆聚集于上、于外，故而会出现"一身尽重，不可转侧"的症状。使用柴胡加龙骨牡蛎汤，一方面用小柴胡汤向上升散邪气，另一方面用龙骨等药物敛降上涌的热邪。

"龙骨，味甘，性平"，属于"降类"药，主要用于治疗阴虚证，也可治疗阳盛的实热证、阳虚的阳虚证。龙骨是多种古代动物的化石。古人将龙骨的味归为甘味，而口尝龙骨几乎没有味道，可见因其味并非辛、苦、咸、酸，唯有归入甘味相对最为合适。这也反映出仅通过单纯的性味，难以精准表述所有中药的特性。因此，我们将药用部位、质地和特性补充到性味之中，以便更客观地认识药物。龙骨性平，即偏于微凉，仅由此可归为"降类"。龙骨的治疗功效，主要体现在其质地和特性上。龙骨质地坚硬且重，作用于人体后可引导人体之气下降，属于"降类"。

如果把龙骨当作一种"石头"来看，这种石头有一个特性，即以舌舔时会出现"吸舌"的现象，可见龙骨有天然的吸附特性。正因为龙骨这种特殊的"石头"有此特性，所以龙骨主要通过吸附、收敛、降下的功效来发挥治疗作用。对于阴虚阳浮，可敛之；虚阳浮越，可降之；实热上亢，可敛降之。当今龙骨有生龙骨与"熬"制龙骨之分，后者即相当于煅龙骨，经方中所用的龙骨均为生龙骨。

牡蛎，质地重，兼以味咸而微寒，能够敛降人体的气机，属于"降类"。牡蛎生长在海中，古人认为其壳吸收天地之精华，所以用作药用。我们观察牡蛎这种动物，与其他海洋动物相比，它具有特别善于生长贝壳的特性。牡蛎具有天然的擅长吸收并储存大海能量的特性，而大海的能量属于大地的能量，是能令人安静的能量，兼之牡蛎的贝壳质地重，所以具有收敛、沉降的功效。此外，大海的能量中也包含水湿，即牡蛎擅长从海水中吸收物质，然后将海水排出体外，所以牡蛎作用于人体后，也能够收敛人体的水湿。质重而咸的牡蛎通过敛降人体气机，可以敛降因阴虚而导致的阳气浮越，也可以敛降因阳虚而导致的虚阳上浮，还能敛降因实热而导致的热邪上涌，还能通过收敛之力来收敛水湿。

牡蛎与龙骨都质地重，且属于降法，但与质重而擅长清热的石膏有所不同，两者清热的力量弱于石膏，大概是因为两者皆为血肉有情之品，作用于人体相对较为和缓。

如何精准高效应用柴胡加龙骨牡蛎汤？柴胡加龙骨牡蛎汤的脉证特征为：双关有力，双寸溢。

病案一

患者胡某，女，39岁，于2023年2月1日就诊。

主诉：失眠3年余。

现病史：失眠，入睡困难，睡眠浅，梦多，口服安眠药由1片加量到3片，睡眠仍差，口服3个月后停药。乏力，心烦，易怒，偶有头晕，易腹胀，腰酸，口干口苦，喜饮水，不喜凉，食凉后易腹泻，小便可。

查体：舌红苔薄白，脉特征：双寸外溢，双关有力。

既往史：高血压病史，最高150～160/90mmHg。

西医诊断：失眠。

脉证：双寸溢脉，双关太过。

处方：

北柴胡18g	煅龙骨30g	煅牡蛎30g	姜半夏9g
黄芩10g	党参10g	桂枝10g	茯苓10g

大枣 10g　　　煅磁石 10g　　　生姜 10g　　　　熟大黄 3g

共 7 剂，日 2 次。

二诊：患者于 2023 年 2 月 8 日再次就诊，患者服药后，失眠较前好转，脉象同前，建议继续服药，调整用药：

北柴胡 18g　　　煅龙骨 30g　　　煅牡蛎 30g　　　姜半夏 9g

黄芩 10g　　　　党参 10g　　　　桂枝 10g　　　　茯苓 15g

大枣 10g　　　　煅赭石 10g　　　熟大黄 3g　　　　生姜 10g

共 7 剂，日 2 次。

病案二

患者及某，女，69 岁，于 2023 年 1 月 30 日就诊。

主诉：胃痛数月有余。

现病史：患者诉胃胀痛，现消瘦，能食，易饥，舌体发麻，畏凉食，食凉后胀痛，腹部畏风喜热，偶有头痛如宿醉之痛，易怒，睡眠差，腰椎间盘突出，右侧肘关节膝关节疼痛，脚底怕凉，腿怕凉。起夜频繁，服药后 2～3 次每晚，有尿意，尿少，大便干，成条形，偶有不成形。3 个月前查出胃溃疡以及胃炎，忌凉至今。

既往史：浅表性胃炎。

西医诊断：慢性胃炎。

脉证：双寸外溢，双关有力。

处方：

北柴胡 18g　　　煅龙骨 20g　　　煅牡蛎 20g　　　法半夏 9g

黄芩 10g　　　　北沙参 10g　　　桂枝 10g　　　　茯苓 10g

大枣 10g　　　·煅磁石 10g　　　熟大黄 3g　　　　生姜 10g

共 7 剂，日 2 次。

二诊：患者于 2023 年 2 月 6 日再次就诊，患者服药后胃胀痛有所缓解，失眠较前好转，脉象同前，建议继续服药，调整用药如下：

北柴胡 18g	煅龙骨 30g	煅牡蛎 30g	法半夏 9g
黄芩 10g	北沙参 10g	桂枝 10g	茯苓 10g
大枣 10g	煅磁石 10g	熟大黄 3g	生姜 10g

共 7 剂，日 2 次。

三诊：患者于 2023 年 2 月 13 日再次就诊，患者服药后胃胀痛有所缓解，失眠较前明显好转，脉象同前，建议继续服药，调整用药如下：

北柴胡 18g	煅龙骨 30g	煅牡蛎 30g	法半夏 9g
黄芩 10g	北沙参 10g	桂枝 10g	茯苓 10g
大枣 10g	煅磁石 10g	熟大黄 3g	生姜 10g

共 14 剂，日 2 次。

四逆散

四逆散是"调肝"的有效方剂及代表方。

张子和云："诸病皆生于气。"

沈金鳌在《杂病源流犀烛》中总结道："肝和则生气，发育万物，为诸脏之生化。若衰与亢，则能为诸脏之残贼。"从肝的生理功能来讲，肝为血脏，其功能是贮藏和调节全身的血量，故五脏六腑皆依赖血液滋养。肝为罢极之本，能疏调气机，故而肝可使五脏六腑功能协调，抵御外邪。

《伤寒论》第 318 条云：少阴病，四逆，其人或咳，或悸，或小便不利，或腹中痛，或泄利下重者，四逆散主之。

甘草（炙） 枳实（破，水渍，炙干） 柴胡 芍药

上四味，各十分，捣筛。白饮和服方寸匕，日三服。咳者，加五味子、干姜各五分，并主下利；悸者，加桂枝五分；小便不利者，加茯苓五分；腹中痛者，加附子一枚，炮令坼；泄利下重者，先以水五升，煮薤白三升，煮

取三升，去滓，以散三方寸匕，内汤中，煮取一升半。分温再服。

四逆散由柴胡、枳实、芍药、甘草四味药组成。全方属于调和之法，病机属于气滞证。方中柴胡具有向上、向外升发透邪的功效，而苦寒的枳实和苦平的芍药均有向下、向内降邪的功效，且三者的作用部位均为人体的中焦与下焦。三药合用，就具有将人体中焦的邪气分别向上、向外、向下、向内驱散的功效。甘草味甘，起到补益兼调和诸药药力的作用。因此，四逆散擅长治疗正邪交争于中焦，且人体正气欲通过向四周散邪的方式以祛邪外出的状态。

四逆散证正是这样一种病机状态。由于邪气留滞于中焦，人体调动更多的外部气血至中焦与邪气抗争，致使外部气血相对减少，四肢的气血较平时匮乏，所以出现"四逆"的症状。正气向上、向外祛邪，却难以祛邪外出，所以出现"咳""悸"等上部症状；正气向下、向内祛邪，又难以祛邪外出，所以出现"泄利下重""小便不利"；正邪交争的部位在中焦，所以出现"腹中痛"的症状。

此时，可用四逆散帮助人体正气向四周散邪，邪气得去，正气得安，诸症自然平息。从症状的角度来看，四逆散证表现为气机被"郁"，四逆散更侧重于散邪，因此，四逆散全方总体仍属于调和之法。四逆散应用较为广泛，其症状表现如或咳、或悸、或小便不利、或腹中痛等，相较于小柴胡汤证，其脉力略弱一些。

四逆散的脉证以左手关部中位出现太过脉为特点，其脉证特征为：左手脉整体不及，左关相对有力。

	溢脉	溢脉
寸	-1	
关	1	
尺	-1	

病案一

患者曹某，男，28 岁，于 2023 年 3 月 8 日就诊。

主诉：胸闷几月余。

现病史：自诉高血压 20 年有余，40 岁开始血压偏高，既往服用降压药，因血压平稳，自行停药。2024 年 1 月 7 日，无明显诱因，无头晕头痛，当时自诉心率尚可，自测血压最高飙升至 200mmHg 以上，心率最高至 120 次 / 分。自觉胸口发闷几月余，全身难受，手脚不麻，晨起眼睛不肿，无口苦口干，饮食畏凉，饮凉食腹痛腹泻，可食常温水果，日常偶有肚子不舒服。不畏寒，睡眠差，入睡困难，入睡时间晚，早至 23 时，晚至 4 时，梦多，受惊吓反应强烈。小便尚可，每晚起夜 2 次以上，大便不成形，偶有发黏。自诉血压平稳十余年，每至换季血压偏高，自服降压药可控制。自诉更年期从 40 岁开始，更年期期间多汗，自觉发热，舌红苔少。

既往史：高血压。

西医诊断：高血压。

脉证：左手关部中位太过脉。

处方：

北柴胡 12g　　白芍 12g　　　炒枳壳 12g　　　炙甘草 12g

14 剂，水煎服，日 2 次。

二诊：患者于 2023 年 3 月 24 日再次就诊，患者服药后诸症明显好转，继服上方。

北柴胡 12g　　白芍 12g　　　炒枳壳 12g　　　炙甘草 12g

14 剂，水煎服，日 2 次。

病案二

患者冯某，女，41 岁，于 2023 年 2 月 1 日就诊。

主诉：月经紊乱1年。

现病史：患者诉末次月经2022年8月6日，至今未行经，2022年10月6日自测尿妊娠实验阴性，平素月经错后，量少，经行腹痛，乳房及两胁肋胀痛明显，伴有手凉等症状，睡眠一般，不喜冷凉，二便可，舌红苔白腻。

既往史：无。

西医诊断：月经紊乱。

脉证：左手中部太过脉，脉细。

处方：

北柴胡18g　　　白芍15g　　　　炒枳壳15g　　　炙甘草10g

7剂，水煎服，日2次。

二诊：患者于2023年2月8日再次就诊，患者现乳房胀痛，手凉有所好转，余无明显变化，继服上方：

北柴胡18g　　　白芍15g　　　　炒枳壳15g　　　炙甘草10g

14剂，水煎服，日2次。

三诊：患者于2023年2月22日再次就诊，患者偶有乳房胀痛，余（－），嘱患者口服加味逍遥丸2盒。

病案三

患者孙某，男，57岁，于2023年3月13日就诊。

主诉：阳痿伴早泄半年余。

现病史：现患者诉阳痿伴早泄，经常遗精，乏力，脾气急躁易怒，睡眠差，胃口一般，经常不欲饮食，腰酸，小便黄，大便正常，舌红苔白腻。

既往史：既往体健。

西医诊断：阳痿。

脉证：左手中部太过脉，脉细。

处方：

北柴胡 24g   白芍 15g   麸炒枳实 15g   炙甘草 12g

10 剂，水煎服，日 2 次。

二诊：患者于 2023 年 3 月 22 日再次就诊，患者药后偶有晨勃，乏力明显减轻，继服原方。

处方：

北柴胡 24g   白芍 15g   麸炒枳实 15g   炙甘草 12g

14 剂，水煎服，日 2 次。

煎服四逆散，需告知患者煎药时水开后煎煮 10～15 分钟，不要煎时间太长，因为这个药煎的时间长，药效就会减弱，药效减弱时本来开的方子挺好的，有人会说药不行，但这个方子开得挺好，煎服法也非常关键。

柴胡加芒硝汤

《伤寒论》第 104 条云：伤寒，十三日不解，胸胁满而呕，日晡所发潮热，已而微利。此本柴胡证，下之以不得利，今反利者，知医以丸药下之，此非其治也。潮热者，实也。先宜服小柴胡汤以解外，后以柴胡加芒硝汤主之。

柴胡二两十六铢 黄芩一两 人参一两 甘草一两，炙 生姜一两，切 半夏二十铢，洗 大枣四枚，擘 芒硝二两

上八味，以水四升，煮取二升，去滓，内芒硝，更煮微沸。分温再服，不解更作。

柴胡加芒硝汤的脉证特征：左手关部中位太过，右手尺部太过。

	溢脉	溢脉
寸		
关	1	1
尺		1

病案

患者赵某，男，65 岁，2023 年 2 月 20 日就诊。

主诉：失眠多梦十年余。

现病史：自诉失眠多梦十年余，长期服用安定类药物，夜里 2～3 点吃安定，成宿做梦，偶有噩梦，未因失眠找医生就诊。能吃水果，饮食正常，起夜不规律，失眠时起夜较多，二便正常，爱生气，与爱人争吵频繁，舌苔黄。

既往史：高血压，心脏病，糖尿病。

西医诊断：失眠。

脉证：左手关部中位太过，右手尺部太过。

处方：

北柴胡 18g	党参 10g	生姜 10g	黄芩 10g
清半夏 9g	芒硝 12g	大枣 10g	炙甘草 6g

7 剂，水煎服，日 2 次。

二诊，2023 年 3 月 1 日复诊，患者复诊时非常高兴地说好久没这么舒服过了。查体：舌淡苔薄白，左手关部中位略过，右手尺部可。

处方：

北柴胡 18g	党参 10g	生姜 10g	黄芩 10g
清半夏 9g	大枣 10g	炙甘草 6g	

7 剂，水煎服，日 2 次。

柴胡桂枝干姜汤

《伤寒论》第 147 条云：伤寒五六日，已发汗而复下之，胸胁满微结，小便不利，渴而不呕，但头汗出，往来寒热，心烦者，此为未解也，柴胡桂枝干姜汤主之。

柴胡半斤　桂枝三两，去皮　干姜二两　瓜蒌根四两　黄芩三两　牡蛎二两，熬　甘草二两，炙

上七味，以水一斗二升，煮取六升，去滓，再煎取三升。温服一升，日三服，初服微烦，复服汗出便愈。

脉证特征：左手小柴胡汤证，右手尺部不及。

	溢脉 1	溢脉
寸		
关	1.5	−1
尺		

病案一

患者任某，女，44 岁，2023 年 2 月 28 日就诊。

主诉：结肠癌术后 4 年余。

现病史：结肠癌术后 4 年余，2022 年发现转移，当时因大便不成形，便中带血，因要出远门，遂来管道局医院行胃肠镜检查，胃肠镜提示结肠癌。现患者术后大便 1 天 2 次，能食凉，易疲乏，易口干，心烦，易怒，睡眠一般，梦多。

既往史：结肠癌。

西医诊断：结肠癌。

脉证：左手关部中位太过脉，右手尺部不及。

处方：

北柴胡 18g　　桂枝 10g　　　干姜 10g　　　甘草 10g

天花粉 10g　　牡蛎 15g　　　黄芩 10g　　　当归 10g

白芍 10g　　　川芎 10g　　　白术 10g　　　茯苓 10g

泽泻 10g

7剂，水煎服，日2次。

二诊：患者于2023年3月8日再次就诊，患者自诉服药后无明显不适，结合患者舌苔、脉象，给予调方如下：

北柴胡15g	桂枝10g	干姜10g	炙甘草10g
天花粉10g	煅牡蛎15g	黄芩10g	当归10g
白芍10g	川芎10g	白术10g	茯苓10g

7剂，水煎服，日2次。

病案二

患者王某，男，50岁，于2023年2月28日就诊。

主诉：双足灼热半年余。

现病史：自觉双脚发热，白天夜间均觉灼热，口服中药后症状时好时坏，自觉双脚泡凉水后舒适，晚上睡觉将凉水袋放脚底。腰酸痛，能食凉，食凉后舒适。患糖尿病3～4年，空腹血糖最高15mmol/L左右，长期口服二甲双胍片，现空腹血糖控制在8mmol/L以下。小便多，夜间起夜1～2次，大便需口服通便药。

既往史：糖尿病病史。

西医诊断：糖尿病。

脉证：左手关部中位太过脉，右手尺部不及。

处方：

| 北柴胡24g | 桂枝10g | 干姜10g | 炙甘草10g |
| 天花粉15g | 煅牡蛎30g | 黄芩10g |

7剂，水煎服，日2次。

二诊：患者于2023年3月7日再次就诊，自诉乏力好转，血糖控制可，查：舌淡红，苔薄白，左手关部中位太过脉，右手尺部稍不及，较前脉力增强。嘱患者继续服用前方，监测血糖变化。

处方：

北柴胡 24g　　桂枝 10g　　　干姜 10g　　　炙甘草 10g

天花粉 15g　　煅牡蛎 30g　　黄芩 10g

7 剂，水煎服，日 2 次。

柴胡桂枝汤

《伤寒论》第 146 条云：伤寒六七日，发热，微恶寒，支节烦疼，微呕，心下支结，外证未去者，柴胡桂枝汤主之。

桂枝去皮，黄芩一两半　人参一两半　甘草一两，炙　半夏二合半，洗　芍药一两半　大枣六枚，擘　生姜一两半，切　柴胡四两

上九味，以水七升，煮取三升，去滓。温服一升。

本方由小柴胡汤与桂枝汤合用而成。方中桂枝汤用于治疗表证（即上焦实寒证）；小柴胡汤用于治疗中焦气滞证。因其由小柴胡汤与桂枝汤合用组成，其中桂枝汤治疗表证、上焦实寒，小柴胡汤治疗中焦气滞证，方中虽涵盖两个具体病机，但仍以柴胡证所代表的中焦气滞证为主。例如"伤寒六七日，发热，微恶寒，支节烦疼，微呕，心下支结，外证未去者"，此条文中涉及的症状较多，且这些症状存在内在关联，在临床中很难将符合此方证的症状梳理清晰，进而确认其为此方的适应证。然而，结合脉证来判断，就相对容易得多了。

柴胡桂枝汤的脉证特点为：左寸溢，左关有力。

	溢脉 1	溢脉
寸		
关	1.5	
尺		

脉证鉴别：临床中，此方脉证当与脉证相似的吴茱萸汤脉证进行鉴别。相对来说，吴茱萸汤的脉证表现为左手寸部的脉动最为有力，而此方脉证为左手关部最为有力，另外通过脉证并结合方证，很容易鉴别。

此方当与药物组成相似的柴胡桂枝干姜汤脉证进行鉴别。柴胡桂枝干姜汤脉证中，右手尺部为无力的不及脉，两者的区别非常容易把握。

病案一

患者刘某，女，50岁，2023年1月28日就诊。

主诉：心悸3个月有余。

现病史：心悸，眼睛易干涩。初诊时间2023年1月17日，上次服用麦门冬汤加减方，至今未停药，药后未拉肚子。症状较前好转，偶有长吸气，深呼吸后舒服，胸闷好转，仍有喘气困难。能吃凉食，眨眼次数多，心慌减轻，能吃能睡，正常生活。大便1天1次。24小时动态心电图示二联律，心率可。

既往史：心悸病史。

西医诊断：心律不齐。

脉证：左手寸部太过、左关中位太过脉。

处方：

北柴胡24g	桂枝10g	生姜10g	黄芩10g
清半夏9g	白芍20g	大枣10g	炙甘草10g
北沙参10g			

7剂，水煎服，日2次。

二诊：患者于2023年2月4日再次就诊，自诉服药后症状好转，余无明显不适，结合患者舌苔、脉象，给予调方如下：

北柴胡18g	桂枝10g	生姜10g	黄芩10g
清半夏9g	白芍15g	大枣10g	炙甘草10g

7剂，水煎服，日2次。

病案二

患者钱某，女，35岁，2023年1月20日就诊。

主诉：失眠多梦，身体疼痛。

现病史：2021年4月6日，查出乳腺癌，未做手术，癌细胞向肝、锁骨、腋窝转移，共化疗5次。第4次化疗肝穿刺失败，继做骨扫描、基因检测，后服用靶向药，出现手脚溃烂，手发黑。大便每日3～4次，不成形，发稀，呈稀水样。小便频。现因心理原因停止化疗，目前焦虑抑郁、轻生想法严重。停止化疗回家休养后，现手脚发黑较前好转，现右侧肋间发病，自感发热出汗，饮食尚可，可食凉食，汗多，牙龈肿痛，膝盖痛，腰痛，泛酸水，口干口苦，睡眠尚可，偶有噩梦，服用助眠药劳拉。

既往史：乳腺癌病史。

西医诊断：失眠。

脉证：左手寸部溢脉、左关中位太过脉。

处方：

| 北柴胡 18g | 桂枝 10g | 生姜 10g | 黄芩 10g |
| 清半夏 9g | 白芍 12g | 大枣 10g | 炙甘草 10g |
| 党参 10g |

7剂，水煎服，日2次。

二诊：患者于2023年1月27日再次就诊，自诉服药后症状好转，余无明显不适，结合患者舌苔、脉象，给予调方如下：

| 北柴胡 24g | 桂枝 10g | 生姜 10g | 黄芩 10g |
| 清半夏 9g | 白芍 12g | 大枣 10g | 炙甘草 10g |

7剂，水煎服，日2次。

柴胡类方的脉证涉及寸脉与关脉，具体表现为左寸太过或左关太过。在临床实践中运用这7个方剂时，必须进行脉诊，且在切诊过程中一定要结合问诊。当症状与脉证一一对应时，运用这些方剂定能取得疗效。我们始终强调，要增加脉诊实践，结合脉证图，并参考原文所记录的症状表现。如此，柴胡类方的应用便能基本融会贯通。

廖列辉（主持人）：姚主任的演讲行云流水、一气呵成。没想到我们的脉证经方还有增进夫妻感情这一意想不到的功效。上午的学习就暂时告一段落，下午精彩继续。

脉证经方学说指导下咳嗽的治疗

刘志国

吴鸿（主持人）： 大家下午好，下午的精彩内容即将继续。今天下午的第一位讲者是刘志国主任，刘志国主任任职于山东省邹平市中医院肝病科。我们了解到，刘主任原本是西医出身，昨天他也向大家提及，自己是一位擅长运用介入手段治疗消化系统疾病的专家。自从刘主任接触脉证经方后，便经历了许多颇具传奇色彩的故事。接下来，让我们把时间交给刘主任，掌声有请。

刘志国：

今天下午，我将为大家梳理一下我们常用的一些方法，也就是常用的脉证与常用的方剂。

为何选择以此为主题呢？近期过完年之后，大家都不再频繁提及新冠，但感冒却一波接着一波，咳嗽现象持续不断，门诊前来治疗咳嗽的患者数量众多。所以，我以咳嗽为例，为大家梳理诸如麦门冬汤、四逆汤、甘草干姜汤等方剂，帮助大家掌握相关知识。

今天的内容大致涵盖两个方面。第一部分，我会重点向大家简要介绍脉证经方学说的主要内容。

首先，我认为这张图实在是太好了（图5），可谓价值连城，它能为我们的治疗指明方向。

我清楚，在座的很多人可能是科班出身的中医，中医基础扎实，能够灵活组方用药。但我是西医出身，有时面对坐在身边的患者，我着实会纠结该用补药还是泻药，也就是陈老师脉证经方学说中提到的升法还是降法，这个困惑困扰了我许久。

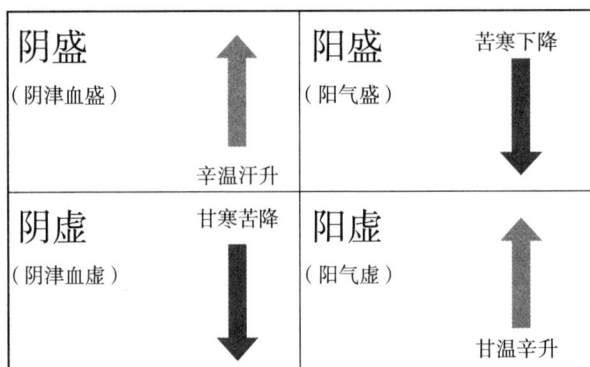

图 5　脉证经方学说概览图

尤其是遇到这样的情况，患者坐在我面前说就来看失眠。我问他肚子痛不痛，他说不痛；问吃饭好不好，他说很好。总之，问什么都没毛病，就是睡不着。这时我真的会有些郁闷，因为没有足够的症状，难以开出方子。以前我确实不敢开方，但接触脉证经方之后，这种情况就不存在了。患者说不说症状无所谓，即便说了，我也不一定完全依照，反正我按脉证的方法来判断，脉证经方就是如此好用。

这张图的首要重大价值，在于为我们明确了阴和阳。倘若我们能够分辨阴阳，那么一大半的问题便得到了解决，只不过是疗效快慢的差异，至少患者服用药物后不会感到不适。

那么，如何分辨阴阳呢？首先，左手与阴相关，左手主阴，判断阴虚阴盛，我们就观察左手脉的太过或不及。左手阴盛时，可选用麻黄、桂枝、葛根、细辛、生姜等药物；若有水饮，可加用桂枝、茯苓等；与阴虚相关的药物有百合、地黄、浮小麦、麦冬等。

如此一来，治疗思路就很清晰了。一旦我们明白左手主阴、右手主阳，治疗方向便得以明确。我们在号脉时，即便无法准确判断某一部脉的太过或不及，但一定能够判断出左手脉力大于右手，或者右手脉力大于左手，大家说是不是？我作为学西医的，就是这样操作的，非常简单，而且行之有效。一旦判断出左手脉力比右手脉力大，治疗方向就确定了，必定采用升法进行治疗，大家仔细想想，是不是这个道理？

在选方治疗过程中，可以分为 3 种情况，这恰好与我们正气是否充足相对应。

如果正气很足，且左手脉力大于右手脉力，我们仅用升法的麻黄汤、桂枝汤、葛根汤等针对左手太过进行治疗即可；如果是另一种极端情况，左手大于右手，但左手即便最有力的部位也属于不及脉，那么右手肯定更不及，对于这种右手不及脉，我们同样采用升法，此时是否该用四逆汤呢？如果处于中间状态，正气稍有不足，我们可选用桂枝加附子汤，既升左手又升右手，但治疗方向必定是升法。所以说，脉证经方中的方子与脉象是完全统一的。

我们依据这张图，分辨出左手脉主阴、右手脉主阳，再通过号脉判断出左右手哪边脉力大，那么治疗方向就确定了。至于选用什么药物，如果用经方就依照经方，用时方就遵循时方，实际上在治疗中影响不大，基本都在这个治疗方案框架内。倘若我们号脉时，还能分辨出是气滞脉还是水饮脉，那么选方治疗是不是就更加精准了呢？

我们对照这张图来梳理一下。左手寸脉太过，属于寒证，针对寒证我们可选用麻黄、桂枝、葛根、细辛等药物；左手关脉太过，是否就该用柴胡剂呢；从左手尺脉来看，是否就该用麻黄附子细辛汤？如果从水饮的角度来思考，也能联想到很多方剂：左关出现水饮，我们有苓桂术甘汤、苓甘五味姜辛汤、苓桂枣甘汤等；左手尺脉有水饮，则用麻黄附子细辛汤。

这是左手太过的情况，左手与"阴"相关。如果左手出现不及脉，我们就要养阴。从上部到下部，这些养阴的方子，左寸不及可用酸枣仁汤、麦门冬汤、炙甘草汤和生脉饮等。我们通过号脉，结合具体症状，采用脉证合参的方法确定一张方剂，脉、证、方是统一的。如果是左关不及，可供选用的方子似乎比较单一，一般认为是甘麦大枣汤；如果是血分不及，是否可以选用当归、川芎等。左尺不及可用百合地黄汤、肾气丸等。经过这样梳理，思路就很清晰了，脑海中就明确了这几种方子与脉象的对应关系。

这是左手脉力大于右手的情况。同样，如果号脉结果是右手大于左手，是不是就该用降法了呢？我们再来梳理一下右侧的情况。

右手脉与阳相关，阳盛时用药可选用大黄、石膏、栀子、芒硝等。右侧寸脉太过且伴有睡眠不好的症状，我们首选栀子豉汤；有时右寸太过属于黄连的脉证，是右关太过向上冲，从而出现右寸的太过脉，但力度不超过右关太过脉，这类症状一般表现为脸红、脸上起疙瘩，很多人还伴有睡眠不好的情况，对于这种右寸太过脉，就用黄连来治疗。右关太过脉有时比较棘手，无论怎么治疗都难以使其平复。这是因为其病机复杂，既有寒热错杂，又有水饮，还有瘀血，或者在某一阶段以治疗水饮为主，而在治疗水饮的同时，又以另一种病机为主导了，所以需要频繁更换方剂，右关太过脉才能得到改善。所以我们梳理一下右侧关脉，以黄连为主的方剂有很多，如三黄泻心汤、黄连阿胶汤、葛根芩连汤等；以大黄为主的，有承气类方等；这是气分的情况。如果是水饮，右关太过脉可选用枳术汤、桂枝去桂加茯苓白术汤、泽泻汤等。如果右侧尺脉太过，肯定也是以大黄为主的一些方剂，如大黄、芒硝等，这是右手太过的情况。

右手脉不及的情况则相对简单，有甘草干姜汤、理中汤、四逆汤等。曾经我一度认为右手脉不及用四逆汤就足够了，无须区分上中下焦。但最近我治疗了较多感冒流鼻涕的患者，遇到几个患者鼻涕流个不停，用四逆汤有一定效果，但并不显著，改用甘草干姜汤后问题就解决了。所以说，方证还需要我们不断去探索和拓展。通常我们认为甘草干姜汤可用于治疗小孩遗尿、唾液过多、睡觉流口水等，这是我们所熟知的甘草干姜汤的方证。但我最近遇到的几个病例是流鼻涕，以往我们治疗流鼻涕一般会用小青龙汤，但是号脉后发现，右手寸脉是严重的不及脉，所以在这种情况下，只有甘草干姜汤才能奏效。

这是单纯的左右手太过与不及的情况。陈老师讲过阴阳互根互用、对立制约，这在这张图上也能够体现出来。

我们以咳嗽为例，假如有个患者，我们号出左手寸脉是不及脉，打算用麦门冬汤。由于阴阳存在相互克制的关系，也就是我们常说的阴虚有热，那么在右手脉上，我认为至少不会是不及脉。当然，这是相对而言的，比如百合地黄汤的脉证，左手尺脉特别空虚，左手寸脉同样无力，但相对来说，在左手当中，寸脉的力量是最大的。同样，麦门冬汤的左手寸脉和右手寸脉之间也存在阴阳关系。如果我们打算用麦门冬汤，号脉发现右手寸脉也无力，那么我们是不是就可以用麦门冬汤合上甘草干姜汤来治疗呢？患者本来是来治疗感冒咳嗽的，如果我们只用麦门冬汤，患者可能会出现流鼻涕的症状，这时我们就需要合上甘草干姜汤来治疗右寸的不及脉。当然，我们也可以区分轻重缓急，先用四逆汤，服用几天后发现左手寸脉更无力了，再换成麦门冬汤，这完全是可行的。这就是左右手之间的阴阳关系，所以大家如果真正理解了这张图中的阴阳关系，很多问题就能迎刃而解。

说实话，我认为脉证经方具有跨时代的里程碑意义，它为我们提供了一个标准，一个客观依据。以前我给患者看病时总是犹豫不决，到底该用大黄还是附子，尤其是不敢用附子，更不敢用大黄，我觉得这些药药性猛烈，一旦用错，患者找我麻烦怎么办？头一天开的方子，第二天一定要随访一下，如果患者说吃了不舒服，赶紧让患者来找我调整方子。但我很幸运，自从2019年接触到陈老师的脉证经方理论后，这种情况就再也没有出现过，从此我变得极为自信，开完方后也无须再犹豫。

因为我是西医出身，大家可能无法体会我付出了多少努力。我需要一门一门地背诵中药、方剂，没日没夜地学习。学习脉证经方之后，它为我指明了方向。一谈到这个，我就比较激动。今天的主题是和大家一起复习常用方剂，所以前面可能说得稍微多了一些。因为今天我主要讲解的疾病是咳嗽，前面梳理完之后，在后面的医案中，大家一看到某一部位的脉出现太过或不及，就能够联想到对应的方剂。

案例一

	溢脉	溢脉
寸	1	
关		
尺		

患者皮某，男，52 岁。

脖子僵硬，背痛，腰痛，腿脚凉，周身不适，乏力伴有咳嗽 1 周。

第一张图所示的这位患者，左手寸脉太过，此为阴盛之象。针对阴盛，常用麻黄、桂枝、葛根等药物。再询问患者是否出汗、有无腰痛症状，经号脉发现其左手尺脉最为空虚，如此一来，便可判断为葛根汤证。运用这种方法看病，效率大大提高。

这个案例颇具传奇色彩事情发生在新冠疫情期间，我们县城首次封城之时。当时，患者因工作压力大来诊，随后我为其号脉，心中暗自欣喜，这不正是葛根汤对应的脉象吗？但我不能表现得过于轻松，便佯装号脉长达 5 分钟。最后开出了几味药，我们领导悄悄问我，这么几味药能行吗？我回答说，这个病很简单。大家看，患者的症状为腰痛、腿痛、脖子僵硬、腿脚发凉，还有咳嗽，通过脉证合参，这明显是典型的葛根汤证，服用后病情很快好转。

处方：

葛根 20g　　麻黄 9g　　　桂枝 6g　　　白芍 6g

大枣 9g　　甘草 6g

5 剂

案例二

	溢脉	溢脉
寸	-1	
关		
尺		

患者蔡某，男，56 岁。

患者反复咳嗽两年余，嗓子干痒，时常清嗓子，无痰，汗多。

这位患者的情况相对简单。如今我们学习了脉证经方，许多症状能够通过脉象推测出来。经号脉，发现此患者左寸不及，这显然是麦门冬汤的脉证。

于是我们询问患者："嗓子干吗？是不是嗓子干引发的咳嗽？"患者回答说是，还表示因天天开会，在老板面前咳嗽，感觉十分尴尬。如此，我们便可依据左寸不及的脉象，从对应病症着手进行治疗。

处方：

麦冬 60g　　　清半夏 9g　　　北沙参 10g　　　山药 10g

大枣 6g　　　甘草 6g

7 剂

当然，在以往仅依据症状表现时，我也曾十分自信地判断某病症为麦门冬汤证。然而，在后续临床实践中发现，甘草干姜汤证的临床表现有时也会呈现出类似的症状。所以，对于同一症状，它既可能源于阴虚，也可能源于阳虚。而运用脉证经方，就能够较为容易地进行鉴别，从而使诊断和治疗更具把握。在麦门冬汤中，粳米可以用山药或者浮小麦替代，我在此次用药中选用的是山药，从临床应用角度而言，这种替换并无太大问题。

案例三

	溢脉	溢脉
寸		
关		
尺	1	

患者孙某，男，47岁。

咳嗽、憋喘10余年，伴高血压，长期用布地奈德气雾剂及其他止咳药，已出现激素面容。

这位患者是我妻子的一位同事，47岁，存在咳嗽、喘憋症状已长达10余年。长期使用布地奈德喷雾，激素面容十分明显，且患有高血压。其对布地奈德喷雾依赖严重，一旦停止使用，便会因憋闷而难受。号脉后，该患者左手尺脉太过，针对此脉象，仅用了简单的3味药组成麻黄附子细辛汤进行治疗。

处方：

麻黄6g   淡附片6g   细辛3g

7剂

案例四

	溢脉	溢脉
寸		
关		
尺	–1	

患者李某，男，35岁。

素有腰酸腰痛，自述肾功能不良，时常服用肾气丸效果好。半月前出现咳嗽，仍伴有腰酸、尿急，咳嗽时偶有尿溢出。

这位患者是我的一位熟人，男性，35岁，在市场摆摊经营夜市。他长期熬夜，常常一站就是大半夜，直至凌晨三四点钟。他总说自己肾不好，腰部疼痛。最近半个月，他出现咳嗽症状，且伴有尿急，咳嗽时偶尔会有尿液溢出，同时还存在腰酸腰痛的情况。此次他前来就诊，主要是因为咳嗽。经号脉，其左手尺脉呈现不及之象，据此判断为肾气丸证。此外，我察觉他右手尺脉不及的程度较为严重，因此在用药时，将桂枝和附子的比例适当加大，各用了6g，用量相较于我以往的常规使用量增加了一倍。

处方：

| 生地黄 24g | 山药 15g | 山茱萸 15g | 牡丹皮 10g |
| 茯苓 10g | 泽泻 10g | 桂枝 6g | 淡附片 6g |

7 剂

案例五

	溢脉	溢脉
寸		1
关		
尺		

患者魏某，女，52岁。

10天前感冒后发热，自行服清热解毒药热退，但咳嗽不止。欲服用麻杏石甘汤，电话咨询，自述右手脉力大于左手，加上服用清热解毒药有效，服用麻杏甘石汤，下午来电说咳嗽止。

对于右寸太过引发的咳嗽，是否应采用麻杏石甘汤进行治疗呢？此患者同时伴有左寸有点溢脉的情况。这个病例并非由我接诊，而是我们县城里一位自学中医的爱好者的经历。她参加过陈老师的脉诊班，我们因此结识。后来有一天，她感冒了，便给我打电话询问："服用麻杏石甘汤行不行？"当时她已经服用了一些清热的感冒药，且感觉咳嗽有所减轻。我们知道，使用清热药后咳嗽减轻，脉象大概率是太过脉，所以从原则上来说，使用麻杏石甘汤进行治疗不会出错，于是我回复她："你可以吃着试试看。"结果当天下午，她就给我打来电话，说咳嗽症状明显好转。由此推断，该病例适用麻杏石甘汤。由于她只告知了我方剂名称，并未提及用量，所以我并不清楚她具体是按照什么剂量服用的。

案例六

	溢脉	溢脉
寸		-1
关		
尺		

患者石某，男，45岁。

肺占位术后3个月，长期咳嗽，怕冷，尤其自觉脖子、肩膀怕冷，睡觉时需盖肩膀。

这位患者是我们当地一位开药店的老板。他肺部有占位性病变，手术后，脖子和肩膀尤其怕冷。此次因有点咳嗽前来就诊。经号脉，发现其右寸不及，诊断明确，此为甘草干姜汤证。

处方：

干姜 15g　　　甘草 30g

7 剂

我们再谈一谈肿瘤相关的问题。常言"阳化气，阴成形"，有人认为长期上焦阳气不足，人就容易长肿瘤。以这位患者的情况来看，我觉得似乎存在这种可能性。当然，我所观察的案例较少，目前还难以确定上焦阳气不足与肿瘤发生之间是否存在因果关系。

案例七

	溢脉	溢脉
寸		
关		
尺		1

大家请看这张图，图中显示右侧尺脉太过，根据中医理论，这必然与大黄相关。《伤寒论》中有条文记载："肺胀，脉浮者，厚朴麻黄汤主之；脉沉者，泽漆汤主之。"由此可知，厚朴麻黄汤适用于左寸太过之证，而泽漆汤则针对右尺太过之证。不过，在这个案例方面，我并无实际经验，我也未曾遇到过适用泽漆汤的患者。今天我主要是想为大家梳理一下咳嗽相关的内容，所以将此内容列了出来。如果在场有从事呼吸科工作，诊治咳嗽患者较多，并且能够获取泽漆的话，可以尝试运用泽漆汤进行治疗。

案例八

	溢脉	溢脉
寸		
关		
尺		−1

患者李某，男，80岁。

新冠阳后咳嗽憋喘3天住院治疗，经治疗后憋喘未减轻，乏力加重，卧床不起。

这位患者的情况颇为有趣。他是我们科室一位大夫的爷爷，80岁，感染新冠后发展为肺炎，随即住院治疗。住院期间接受了大量抗生素输液，然而，3天过后，患者憋喘症状加剧。原本还能坐着或由轮椅推着活动，此时却只能卧床，且喘憋严重，虚弱得无法起床。科室的大夫便找到我，让我为老人号脉。我号脉后，开出了3剂茯苓四逆汤，具体药方如下：

淡附片 12g   干姜 12g   甘草 15g   党参 8g

茯苓 20g

3剂

患者服用1剂药后，便排出了大量尿液，排尿后，身体顿时轻松许多，能够坐起来，也有了食欲。但当晚，大夫又给我打电话，称老人住在心内科，管床医生见患者尿量如此之多，认为必须进行补液，于是给患者输入了2500mL液体。补液后，患者开始大量出汗，大家可以想象，患者服用四逆汤后，阳气得以补充，正气能够推动水液代谢，汗水甚至湿透了被褥。然而，出了这么多汗后，管床医生却又担忧患者出现心衰。后来，家属觉得这样下去不是办法，便要求出院。老人回家后，继续服用四逆汤，身体逐渐康复。

关于茯苓四逆汤与四逆汤的区别，二者在脉象上都表现为右手尺脉极为无力，而左手尺脉却较为弦紧有力，且有一些水象特征，这种脉象对应的便是茯苓四逆汤。大家可以看到，所有的脉证从轻度到重度，构成了一个系列，绝不是仅靠一个方子就能解决所有问题。陈老师为我们展示的是最典型的脉证图，并非说一个脉证图就只对应一个方子。我们有责任将每个脉证图所对应的方子，按照从轻到重的顺序挖掘出来，它们必然是呈线性的、从轻到重的系列，这是我们需要开展的工作。当然，其中的基本原则是始终不变的。

案例九

	溢脉	溢脉
寸		
关	1	
尺		

陈师医案：男性患者，咳嗽、哮喘 16 年，冷风吹后即上厕所，食冷胃痛。

这是今年春节期间，在海南吴灿主任处，陈老师进行现场带教时遇到的一位患者。该患者患有咳嗽加哮喘长达 10 多年，且只要被冷风一吹就会有便意。经号脉诊断，其脉象为左关太过的气滞脉，同时伴有左寸溢脉。当时开出的方剂是柴胡桂枝汤。通常情况下，对于左关太过引发的咳嗽，会考虑使用柴胡剂进行治疗。

拟方柴胡桂枝汤（小柴胡去人参、大枣、生姜加干姜，五味子）。

处方：

柴胡 30g	黄芩 10g	清半夏 9g	桂枝 10g
白芍 10g	五味子 10g	干姜 10g	甘草 10g

7 剂

案例十

患者何某，女，8 岁，初诊 2024 年 2 月 7 日。

发热半天，今早 40℃，今早 10 点服用布洛芬，服药后微汗出。现 38.5℃，头晕，晕至不能动弹，咳嗽，稍鼻塞，精神状态差，纳差。舌淡红，薄白苔。脉证：右溢脉，左脉不及，右关太过。

	溢脉	溢脉
寸		
关		1
尺		

处方:

生石膏 100g　　知母 20g　　　甘草 10g　　　　山药 20g

北沙参 20g　　麦冬 20g　　　生地黄 20g

配 2 剂,每日 1 剂,水煎服,分 3 次饭后服

服药后呕吐两次,头晕明显改善,精神状态好转,当晚睡前 38.5℃,第二天一早 37.0℃,热退而愈,未再服药。

这是吴灿主任记录的陈老师治疗发热咳嗽的医案,用的是白虎加人参汤,石膏用了 100g。这就是右关太过脉的咳嗽。

案例十一

	溢脉	溢脉
寸		
关		1
尺		

患者王某,男,42 岁。

新冠后遗有咳嗽不止半月余,腹泻,大便黏,口干,腹胀,乏力,痰黄黏。

这个案例的患者是我的一位同事。他在感染新冠之后,因咳嗽来找我诊

治。经号脉，判断为大柴胡汤证，服用大柴胡汤后，咳嗽症状痊愈，此后未
再复发。

前段时间，他又因咳嗽前来就诊，此次还伴有痰黄且稠、口干、乏力、
腹泻、腹胀以及大便黏腻等症状。再次号脉，还是这个脉，于是依然开具大
柴胡汤进行治疗。

处方：

北柴胡 18g 黄芩 10g 清半夏 9g 生姜 10g

大枣 10g 白芍 12g 枳壳 15g 大黄 9g

牛蒡子 10g

7 剂

该患者服用 5 剂药后反馈，症状有所减轻，但尚未痊愈，且出现了拉肚
子的情况。再次号脉，脉象转变为四逆汤证的脉象。开出四逆汤后，患者表
示不再拉肚子，且感觉浑身有力气了，然而咳嗽依旧未愈。再度号脉，脉象
又变成了麦门冬汤证的脉象。

这个病例十分有趣。通过对这位患者的诊治，我思考后认为，柴胡剂所
针对的根本问题，应是气血不足。之所以会出现柴胡证，是由于气血不足，
正气汇聚，从而形成左关太过脉，这正符合《伤寒论》中所谓的"血弱气
尽，腠理开"的情况。若一个人气血运行良好，我推测其大概率不会出现柴
胡证。

还有一种情况可以作为佐证，即柴胡证必然存在正气虚的阶段。在治疗
一些身体极为虚弱的患者时，起初患者呈现虚证状态，左右手脉象皆虚弱。
我们使用四逆汤，并加入当归、巴戟天、菟丝子、黄芪等各类补虚药物，患
者感觉较为舒适。但突然有一天，患者反馈睡眠不佳，且伴有头痛症状。号
脉后发现脉象变为双关太过，此时使用柴胡剂进行疏散，随后继续进行补虚
治疗。

所以，我认为柴胡剂所针对的根本原因，必定包含正气虚这一方面。

案例十二

	溢脉 0.5	溢脉 0.5
寸		
关		
尺	1	

患者杨某，男，50岁。

河北唐山人，自述"新冠"阳了两次，咳嗽持续至今，约半年之久。

这位患者令我印象颇为深刻，他从唐山前来找我治疗咳嗽。经号脉，发现其左尺太过，左手呈现溢脉，整体左手脉象表现为太过脉。这是较为典型的桂枝去芍药加麻黄附子细辛汤证。又因为其右手也有一点溢脉，所以在方剂中加入了五味子。

处方：

麻黄 6g	黑顺片 6g	细辛 3g	桂枝 9g
生姜 6g	大枣 6g	甘草 4g	醋五味子 10g

10 剂

案例十三

	溢脉	溢脉
寸	1	
关	0.5	
尺		

患者邢某之子，男，10 岁。

其母述其儿子已患过敏性鼻炎 1 年余，试过多种治疗，时好时发。近 1 个月来，再发生流涕，十分严重，在我诊室就诊工夫仍不停流，时时需用纸，且眼痒，眼睛通红。

这个案例的患者是我同事家的孩子，患有过敏性鼻炎已 1 年多。在我为这个孩子号脉的过程中，他不停地用纸擦鼻涕，眼睛通红且发痒。

刘渡舟老先生曾经说过："小青龙汤实有研究之必要。"如今我们运用脉证经方理论，为孩子号脉后，发现其左手寸部和关部太过，左关还是水饮脉，结合其症状，使用小青龙汤进行治疗是合适的。

处方：

蜜麻黄 6g	桂枝 6g	白芍 6g	甘草 4g
干姜 6g	细辛 3g	五味子 8g	姜半夏 6g

3 剂

左关水饮脉证对应的方剂确实众多，除了小青龙系列方，还有半夏厚朴汤、射干麻黄汤等。然而，小青龙汤攻邪之力十分猛烈，既要散寒又要化饮，这就需要患者阳气充足。若阳气不足，使用小青龙汤就容易引发问题。所以，我养成了一个习惯，当看到患者左手脉特别强，准备用小青龙汤攻邪时，一定会摸一下其右手尺脉，以此判断右手尺脉是否有足够的能量来支持攻邪。此外，小青龙汤中的五味子也极为重要。听陈老师讲过，小青龙汤的精妙之处就在于五味子的用量要足够，其用量应适当大一些。

案例十四

患者辛某，女，64 岁。

晨起咳嗽、咳痰 30 余年，每天晨起咳嗽约 1 小时则止，反复。

这位患者让我印象尤为深刻，她是在我门诊跟诊的一个小孩的姥姥。她有着长达 30 多年、每天固定时段的咳嗽咳痰症状，即每天早晨起床后大约

	溢脉	溢脉
寸	1	
关	0.5	
尺		–1

会咳嗽一小时，咳出大量痰液后，当天便不再咳嗽，而第二天依旧如此。根据脉证经方的诊断，为这位患者开具的药方是小青龙汤合四逆汤，患者服用后病症得到了治愈。

处方：

蜜麻黄 9g	桂枝 9g	白芍 9g	甘草 9g
清半夏 9g	细辛 3g	干姜 9g	五味子 12g

4 剂

黑顺片 10g	干姜 10g	甘草 20g

4 剂

在此我想说明一点，几年前，我在开具小青龙汤时，不敢将四逆汤与之合用，原因是存在"十八反"的问题——半夏和附子配伍时，药房发药需医生签字，因此我让患者分开服用，今日服小青龙汤，明日服四逆汤，以此避免违规。但如今我认为，"十八反"这一说法值得进一步探讨。因若严格遵循"十八反"，现今很多经典方剂将无法使用，尤其附子粳米汤。不知大家临床使用附子粳米汤的频率如何，就我而言，应用频率非常高。特别是针对寒证，当患者腹中存在大量寒性水饮时，若不使用附子粳米汤，治疗几乎难以奏效。因这种寒水常聚于肚脐周围或偏下部位，停滞不动，使用常规利水药物根本无法将其排出。且寒水长期停滞于此会损伤阴气，导致患者左手脉象无力。此时，若用养阴药物，患者会出现腹泻、腹痛症状；若用温阳药物，又易引发上火。除非运用附子粳米汤，否则无法打破这种困境。

水　饮

案例十五

	溢脉	溢脉
寸		
关	1	
尺		

患者孙某，男，46 岁。

素体寒湿，饮红酒后夜间常咳嗽而醒，自觉嗓子里有水，咳之不尽，遇冷尤甚。

接下来我们继续探讨：若患者呈现右关水饮太过之脉，是否应选用桂枝去桂加茯苓白术汤治疗？若患者右关不及且为水饮脉，同时以咳嗽为主诉就诊，治疗方案大致可在附子汤或真武汤基础上辨证加减，如去芍药，加干姜、细辛、五味子等。

处方：

茯苓 10g　　　甘草 6g　　　五味子 6g　　　细辛 3g

干姜 6g

5 剂

案例十六

患者赵某之母，78 岁。

阳后咳嗽不愈月余，高血压 30 余年，服用降压药后血压未降。

这个案例是我的一位熟人，症状为咳嗽兼血压高，此病例让我感触颇深。

	溢脉	溢脉
寸		
关		1
尺		

患者右手关脉处有一个大包及一条紫色青筋。患者患咳嗽与高血压数十年，我仅用桂枝去桂加茯苓白术汤这一简单方剂治疗。令人意外的是，患者不仅咳嗽痊愈，血压也降了下来，正是这几味药起到了显著疗效。

处方：

茯苓 10g   白术 10g   白芍 10g   生姜 6g

大枣 6g   甘草 6g

7 剂

案例十七

	溢脉	溢脉
寸		
关		−1
尺		

患者路某，男，50 岁。

咳嗽 20 余年伴晕厥，多次晕倒。

这位患者表现为咳嗽，并且经常出现晕倒的情况，具体为如厕排尿后晕倒在厕所。20 多年来，他一直处于紧张状态，时刻担心晕倒。经号脉诊断，其脉象符合真武汤证，右关脉感觉如被一大包水包裹，故从诊断角度看，治疗思路较清晰。但该患者当年就诊时，我尚未掌握用真武汤去芍药加干姜细辛五味子加减之法，因此仅用真武汤原方治疗。

处方：

黑顺片 6g　　白术 6g　　　　生姜 20g　　　　茯苓 20g

白芍 9g

7 剂

瘀　血

案例十八

	溢脉	溢脉
寸		
关		
尺	△	

患者王某，女，43 岁。

反复咳嗽半年余，少痰，眠差，口干，月经周期长，每次十余天。

最后，为大家介绍一个瘀血致病的案例，此案例让我印象极深，因治疗过程中，我花费良久才将其治愈。患者主症为咳嗽，我对其治疗约一个半月，始终未获理想效果。

此事发生在新型冠状病毒感染期间，当时她陪同父母来治咳嗽。每次带父母看病时，她都在我身旁咳个不停。她父母的咳嗽，经一至两周治疗便痊愈，此后未再就诊。而她为治自己的咳嗽，仍持续前来。其间，我尝试各种解表方、利水方治疗，然其咳嗽症状毫无改善。

这是两年前的案例，当时我并未意识到，甚至不认为瘀血也能引发咳嗽。直至一日，我为她号脉时，察觉脉象呈现瘀血特征，其左手尺脉略呈太过之象，且为瘀血脉象，于是我开具了一首针对瘀血的方剂。

处方：

麦冬 30g	白芍 10g	牡丹皮 9g	当归 6g
川芎 6g	甘草 6g	北沙参 9g	桂枝 8g
生姜 6g	大枣 8g	清半夏 6g	吴茱萸 6g

3 剂

患者服用 3 天后，咳嗽症状明显减轻，于是我又为她开了 5 剂药，让其继续服用。此案例对我影响极大，此前，我一直认为咳嗽多由受寒或肺部有水饮等原因所致，经此案例，我才认识到瘀血亦可引发咳嗽。在后续治疗中，患者脉象发生变化，转为左寸太过与右尺太过，我随即为她开具 5 剂桂枝茯苓丸，最终患者咳嗽彻底痊愈。我重新梳理此案例，前期治疗长达一个半月甚至近两个月，几乎毫无效果，最终通过号脉确定为瘀血脉象，并从瘀血论治，才成功治愈患者。

以上便是在脉证经方指导下治疗咳嗽的相关内容。正如刚才讨论时我所说，陈老师在场，我不敢夸大其词，虽不能说在脉证经方指导下所有咳嗽都能治愈，但至少治疗过程相对变得简单。因此我认为，脉证经方的关键还是要回到最初展示的那张图，即阴阳盛衰图，那张图为我们指明了治疗方向。咳嗽仅是典型代表，实则运用脉证经方治疗各种疾病，都能取得显著疗效。

我今日所要讲述的内容就到此结束，感谢大家。

吴鸿（主持人）：感谢刘主任。在这一个半小时里，刘主任用生动的语言，为我们分享了一个个精彩的治疗咳嗽案例。同时，也向我们展示了其从初涉中医时的彷徨，到如今在脉证经方加持下从容不迫的状态，正如那句"看山不是山"到"看山还是山"所描述的蜕变过程。此外，刘主任还向我们讲述了一位西医医生凭借中医疗效在医院站稳脚跟并做到行业领先的励志故事，内容十分精彩！让我们再次以热烈的掌声感谢刘主任！

经方大柴胡汤的应用

唐 瑞

吴鸿（主持人）： 好，咱们精彩继续。

下一位讲者是唐瑞，我们隆重推出她，因她是我们中医的后起之秀。唐瑞天资聪颖、勤奋好学、立志中医、孜孜以求，她本科期间师从河北中医学院（现北京中医药大学）刘保和教授，硕士期间又跟随陈建国老师学习仲景阴阳脉法，深有心得。

她今天给我们带来的是关于经方大柴胡汤的分享，掌声有请唐瑞。

唐瑞：

各位老师好！

先跟大家自我介绍一下，我叫唐瑞，2015 年开始学中医，即正常高考毕业后开始学习，家中无人学中医，当时报志愿时家人也不同意，因他们对此不太了解。我是一个比较了解自己的人，清楚自己能做什么、不能做什么，知道很多专业不适合自己，所以就在自己可以学的专业里选择了中医专业，当时想法是这是一个逼着自己不断进步的专业。

特别幸运的是，大二时学校开始分班，挑选 30 个同学，学校分配导师跟诊。大二时，其实中药、方剂都还没学，那去跟诊能跟什么呢？那时真的什么都不懂，但我印象非常深刻的是，当时有一位患者，病情很重，有肺气肿、失明、哮喘等多种病症，当时刘保和老师给他开了一剂 3g 的血府逐瘀汤，患者第二次来的时候，很多症状就好了七八成，这对于一个大二的学子来说是非常震撼的事。

因为我见到了中医确实有效，所以从那时起几乎没断过跟刘老师诊，其他同学可能到了期末，为了期末分数能高一点，就会停掉跟诊，而我们跟刘老师小组的同学从未停过，上午跟诊，下午去期末考试，就因为这个机会太难得了。后来因学中医也学出了一点心得，所以就想去北京再学习。

后来，又因机缘巧合认识了陈建国老师，因我在北京，所以比较方便，研一时就去跟陈老师诊了，当时先参加了第二期和第六期仲景阴阳脉法培训班的线下课。跟陈老师跟诊后，在脉诊这一块可谓打开了一扇大门，此前我问诊、腹诊较多，但脉诊对一个刚毕业的大学生来说还是很难的。后来才有了一点启发。

刚学没多久就有人找我治一些较重的病。最早有一位眩晕患者，华西医院让其开颅，称其病检查不出原因，只能开颅。这位患者因是亲戚的亲戚，非说要来找我看看，当时我心想，要不你先拍个舌苔给我看看？她把舌头拍过来后，我见其舌头水滑，当时就想她可能是水饮病机，于是赶紧把《经方脉证图解》一书拿出来——我当时随身携带，放假也带着——赶紧翻了一遍，把所有水饮的方子都翻了一遍，又仔细问诊一遍，把她的病案记录下来。最后给她开了小柴胡汤合五苓散合栀子豉汤，她的眩晕后来就好了，也不用做开颅手术了。这是我第一个将仲景阴阳脉法用在临床的患者。

后来的学习也遇到了瓶颈，如前面所说，对应双关太过之脉，其实有很多方子，我开的是小柴胡加五苓散，大柴胡汤也有可能，黄芩加半夏生姜汤也有可能。遇到瓶颈后，正好此时老师开始开展带教，带教课真的非常值得参加，因为一上午时间一起看五六个患者，老师手把手教你，你哪里没摸对，这个方子为何这样开，老师都会详细解析。一上午五六个患者，算时间相当于一个患者将近有一个小时的分析时间，这样进步会非常快。从此之后，基本上把仲景阴阳脉法用得比较灵活了。

大柴胡汤的应用我也是在仲景阴阳脉法指导下，后来有了一些体会，当然也结合了我以前学过的一些思想。

大柴胡汤证阴阳盛衰的病机是阴盛兼阳盛，脉证特征是双手关部太过之脉。其中左手关部太过之脉，主要表现为中位弦脉，是典型气滞病机之脉。气滞之脉摸上去是何种感觉呢？大家可想象一下，脉管里鼓动着一个非常小的气球，轻摸时摸到的是气球表层，再稍用力按，会感觉有气在鼓动，再使劲按，会发现又摸到气球的另一层了。这也就是老师在书上写其为中位弦脉的原因，此为气滞之弦脉。

然后伴有右关太过之脉，右关太过之脉可以是滑数脉，也可以是气滞脉。具体而言，左关太过之脉主要是柴胡类方的脉证特征，从病因层面讲，此类患者可能爱生气；右关太过之脉，主要是大黄、枳实、芍药等药物的脉证特征，两者相兼即为大柴胡汤的脉证。

我对大柴胡汤这张方深入的思考是从一位腰椎骨折患者开始的，该患者是我外婆。她 75 岁，不小心腰椎骨折，当时最重要的症状是腰部疼痛及大便不通，这是我自己整理病案时记录的，后来我还研究了一下胸、腰椎骨折的一些病案，发现这些患者几乎都会伴有大便不通。她的脉是六脉皆弦，双关尤甚。当时有人建议正骨，也有人建议手术。但我想，因这是自己家里人，我本身又学中医，所以我说，我给她吃中药治疗。

我重新号她的脉，她确实是双关太过的弦脉，但摸到这样的脉，敢不敢用大柴胡汤呢？这是个问题。当时我想得多，一方面，很多方子都可能出现双关太过之脉；另一方面，用大柴胡汤治疗骨折后，究竟能达到怎样的效果呢？能把她的骨头接上吗？

她腰椎骨折后疼痛，主要原因是断端的骨刺刺激了周围筋膜肌肉组织，在局部形成了充血水肿状态，故腹膜后血肿是其疼痛的主因。我们知道，骨折后骨头可自愈，但对老年骨折患者来说，可能本身身体有一些原发疾病，当下主要需解决的是其疼痛问题，避免持续疼痛诱发原发疾病加重，也为其骨折恢复创造良好条件，且尽可能减少对其的伤害。所以，只要解决她的腹膜后血肿，就能减轻其疼痛。

若有这样的思路，我就敢用大柴胡汤了。因为大柴胡汤是少阳病主方，少阳包括足少阳胆经和手少阳三焦经，三焦包含人体的膜性结构。也就是说，外部磕碰一下会形成紫色血块，这种血肿；内部骨头骨折，在肌肉里面是不是也会形成血肿？我只要解决这个问题就行。

大柴胡汤中有行气药，有血分药，完全可解决血肿问题。但看病最重要的还有一个定位问题，其病位在哪？这很重要。因她是腹膜后的血肿，属于深层筋膜的血肿，所以我可将其病位定在少阳，因气滞血瘀的方子很多，血府逐瘀汤证也是气滞血瘀，我必须定好病位，才敢给她用大柴胡汤，而仲景阴阳脉法就给了我明确的病位定位。

开始用的时候，我还给她扎了一次针，是按大柴胡汤的方义给她扎的针，扎了一针外关（三焦经）和一针合谷（大肠经）。我没让她去医院，在家自己治，她半夜痛我就半夜起来给她扎，她半夜 2 点多一直叫，我也只能起来给她扎针，扎了之后明显感觉她脉的弦象能减轻一些，因疼痛的喊叫声也会小一些，我相当于用针灸先探了一下路子，所以就给她用大柴胡汤了。

用上大柴胡汤 1 剂后，她的大便就比之前好解一些，虽仍较困难，但有所缓解，这就敢让她继续吃了。吃了 3 剂，疼痛症状缓解很多，除上厕所时间，都让她静养。药一共吃了 5 剂，无明显疼痛后就没让她吃药了，大便也能 1 日 1 次。剩下就是让她静养，整个过程也就 1 个月，她就能下地走路了，没做其他治疗就好了，到今年也没再犯，现在也能做些家务。

其中有一个问题，就是为什么说胸腰椎骨折的患者很多会出现大便不下？这种情况很普遍，是因为筋膜的血肿压迫到了胃肠道，使胃肠道的蠕动减慢，所以很多患者会出现大便不下。这种情况下绝对不能硬通下，必须把患者腹膜后的血肿解决，这种便秘才能真正缓解。

治疗这个特殊的患者之后，我就觉得大柴胡汤确实在脉证指导下很多病症都可以应用。因为毕竟是骨折患者，虽然有些是不太常见的疾病，但一摸到双关脉太过时就可以敢用大柴胡汤。

下面我们一起来看一下经方大柴胡汤相关的原文，加深对这张方的理解。

《伤寒论》第 103 条说："太阳病，过经十余日，反二三下之，后四五日，柴胡证仍在者，先与小柴胡。呕不止，心下急，郁郁微烦者，为未解也，与大柴胡汤，下之则愈。"

太阳病十多天未愈，有可能转虚。有时一些外感或咳嗽，病程非常长，一个月两个月未愈，但症状又非常轻微，这种情况下治这儿不好，治那儿不好，用小柴胡汤转一下枢机即可，就像门把手一样，轻轻摇一下就能好转。先与小柴胡汤，部分人的病机可以解决，但此处没有解决，这是怎么回事？

"呕不止，心下急，郁郁微烦者，为未解也"，说明不仅有小柴胡汤证，还有其他问题。呕不止是瘀滞较重，正气欲通过呕吐的方式祛邪，焦膜的气滞血瘀使得压力较高，而胃肠道是空腔，正气自发欲从胃肠道祛邪，所以呕吐。瘀滞重故呕不止，不一定有呕吐物，可能是干呕不止，因为最根本的病位在三焦而非胃肠道。心下这个位置特殊，心肺胃相通，从解剖位置看，有皮肤肌肉，半表半里有焦膜，再往里有胃肠道这个空腔，此处有很多病位。所以即便按压心下痛，有的是胃肠道的问题，比如四合汤证会有剑突下压痛，温胆汤证此处也有压痛，都是此处痛，但层面不同，病位也不同。小柴胡汤证是血弱气尽、邪气内陷到半表半里层面，所以需要补益往外透；但大柴胡汤证已在焦膜形成气滞血瘀证，此时不能再补。柴胡、白芍、枳实本身有四逆散之意，治疗肝气病，而芍药是除血痹、入血分的药物。心主血脉与神志，焦膜气滞血瘀就会郁郁微烦，故需用大柴胡汤。

《伤寒论》第 136 条说："伤寒十余日，热结于里，复往来寒热者，与大柴胡汤。"因为少阳病在半表半里，里与半表半里相比更偏阴，位置更深。此处简单辨了阴阳，热结于里即胃肠道的热结。所谓大柴胡汤证是少阳与阳明合病，即三焦焦膜波及胃肠道，往来寒热提示仍有柴胡证存在，既有柴胡证又有热结，所以用大柴胡汤，这很好理解。

《伤寒论》第 165 条较为复杂："伤寒发热汗出不解，心中痞硬，呕吐而下利者，大柴胡汤主之。"大柴胡汤是否有大黄存在争议，有的医家认为大柴胡汤无大黄，为何？他们称就因为第165条，已有呕吐而下利，还用大黄吗？所以究竟有无大黄？当时《中医杂志》发表过一篇文章，专门探讨有的医家认为大柴胡汤有大黄，有的认为无大黄。我们刚才听刘志国主任讲病案时，他有一个病案用了大柴胡汤，患者有腹泻，大家注意到了吗？治病一定要"见病之源"，即老师一直讲的要见病之源，知晓疾病的来路并给疾病一个去路。知道来路是解决病因，给其去路是给邪以出路，只有这样才能痊愈。伤寒发热汗出不解，形成气滞血瘀证，心中痞硬说明血分瘀滞已较重，此时正气欲通过呕吐和下利的方式祛邪，因胃肠道是空腔，此方式更为方便。大柴胡汤是少阳和阳明合病的方剂，患者有胃肠道症状，我认为阳明病有胃肠道症状，其之所以有胃肠道症状，是因为正气欲通过胃肠道解除瘀滞，所以有呕吐、下利。此时争论焦点不在于有无大黄，若想通过下利解除邪气，即便有腹泻也可加大黄；重点若更偏向于在三焦焦膜行气活血，也可不加大黄或用酒大黄，大柴胡汤并非仅用于便秘患者。

《金匮要略·腹满寒疝宿食病脉证治第十》说："按之心下满痛者，此为实也，当下之，宜大柴胡汤。"心下满痛说明血分瘀滞较重，所以大柴胡汤很多情况下需合上桂枝茯苓丸。大柴胡汤证的腹诊除了敲右肢胁引右肋弓下疼痛外，还会有中脘压痛，故用大柴胡汤下之。

柴胡半斤，黄芩三两，芍药三两，半夏半升（洗），生姜五两（切），枳实四枚（炙），大枣十二枚（擘），大黄二两。这是大柴胡汤的药物组成，柴胡、枳实、芍药均为行气之品。我对大柴胡汤有此思考灵感主要来自芍药，《神农本草经》载："味苦平，主邪气腹痛，除血痹，破坚积，寒热，疝瘕，止痛，利小便，益气。"芍药味苦、性平，味苦入心，带红色，苦能散结，是入血分的药物。大柴胡汤不加其他活血化瘀药也能行气活血，因芍药本身就是除血痹的药物。最后总结，大柴胡汤的病机是三焦焦膜的气滞血瘀证。回到骨折病案，三焦焦膜的气滞血瘀证可以是骨折周围组织局部形成的气滞血瘀，也可以是三焦任何部位的气滞血瘀，其实应用情况非常多，但主要还是要摸脉。就像骨折患者，没有对脉的判断我根本不敢往大柴胡汤方向想，只是因骨折患者较为特殊，故多思考一些，而其他患者可能马上就会考虑用大柴胡汤。

周某，女，57岁。

一诊：反复咳嗽10年，闻烟味、吃辣椒咳甚，有时咳泡沫痰，有时咳黄痰，有咽喉异物感，咽干，大便正常，小便量少，入睡困难，做梦多，舌红稍暗、苔薄白，舌后无苔。双关脉太过。

处方：

柴胡 12g	黄芩 10g	枳实 10g	清半夏 10g
白芍 10g	生姜 6g	大枣 10g	大黄 3g
牛蒡子 10g	浙贝母 10g	射干 10g	

二诊：咳嗽减轻，有时喘，痰黄减轻，善太息，咽喉异物感减轻，双关脉太过。上方加桂枝茯苓丸。

柴胡 12g	黄芩 10g	枳实 10g	清半夏 10g
白芍 10g	生姜 6g	大枣 10g	大黄 3g
牛蒡子 10g	浙贝母 10g	射干 10g	桂枝 10g
茯苓 10g	牡丹皮 6g	桃仁 6g	

这是我自己的一个病案。该患者咳嗽非常严重，当时边咳边进诊室。她为何找我看？因走在路上实在咳得受不了。我问她咳了多久，她说10年。我问咳嗽10年为何没去治，她说治疗过但未愈。她闻烟味、吃辣椒咳嗽，我一般遇到这种症状不会略过，不会简单归为咳嗽。所以我的病案字数偏多，我会思考为何闻烟味、吃辣椒易咳。烟味是气体，刺激三焦气道就会咳嗽；辣椒是火热之性，三焦本身由少阳相火所化，闻烟味、吃辣椒都会刺激三焦。泡沫痰是水饮，有时咳黄痰，热饮相合即为黄痰。咽喉异物感是少阳枢机不利，其实少阳证很多方证都会有咽喉异物感。少阳病的口苦、咽干、目眩，本身涉及一些可活动的部位，嘴巴可张开，咽喉是通道，眼睛可睁

开，其本身属于枢机之处，所以咽喉本身也是枢机之处，是通路要道，可辅助定位，临床定病位一直是难点。大便正常，小便量少，谷道不利可表现为便秘，水道不利则表现为小便少。入睡困难，因瘀血阻滞、阳不能入阴；做梦多，脉是双关脉太过，故开了大柴胡汤。二诊时，其实我怀疑她有一点哮喘，她有喘的症状，吃了药后好多了。我再让她吃了 14 剂，加上桂枝茯苓丸，她的脉其实因为病久也有一些涩象。

剩下的是对于瘀血的思考和大柴胡汤少阳阳明合病的思考。

大家可以思考一下，如果一个人有瘀血，给他用活血化瘀药有用吗？我对中医稍微有点开窍，也是从这个问题开始的。大二跟诊时刘老师问了一句，冠心病是因为瘀血吗？大家会怎么回答？当时没人回答，我回答说是。他一下把我跟诊的本扔了，说如果说是的话，就被西化了，然后没搭理我。看了两个患者可能还是很生气，又把本拿回来问，为何要说冠心病是有瘀血？肾水不能上济于心可不可以？肝不能疏泄可不可以？肺气不能宣降可不可以？我一下思维好像打开了，很多病机都可以形成冠心病，不能仅用活血化瘀来治瘀血。我们在用仲景阴阳脉法时，即便确定有瘀血，能直接上活血化瘀药吗？瘀血在左手还是右手，该用升法还是降法来治瘀血是不同的。还有一个要思考的问题是，即便有瘀血，瘀血的来路是怎样的，去路是怎样的？这人可能是气滞导致的瘀血，那人可能是寒凝导致的瘀血，还有的人可能是络脉处细小的瘀血，必须把来路去掉，知道病从哪里来，再给瘀血以出路，无非是通过大便、小便、出汗、呼吸等方式。

其实最便捷的一个途径是什么？把我刚讲的大柴胡汤证放在一个灵动的动态过程来想，它就是人体三焦焦膜有一些气滞血瘀，需将其化开。因为是气滞血瘀，所以肯定有柴胡、白芍、枳实这一类药物，有四逆散的影子。化开之后，要给邪气出路，出路往哪走？往大便走，所以有大黄。在这种情况下看大黄，不是争论此药有无下利作用来判断该不该用，而是用大黄给邪以出路，让其从胃肠道排出。这也是我对大柴胡汤少阳与阳明合病的思考，必须给邪以出路。枳实和白芍本身是一个方子，即枳实芍药散。枳实芍药散需将枳实烧令黑，其用于治疗妇人产后病，烧令黑后焦黑入血，芍药本身又是血分药物，故枳实芍药散是行气活血的方剂。后面还加了一句"假令不愈者，此为腹中有干血着脐下"，用下瘀血汤。枳实芍药散和下瘀血汤完全在一个条文里讲解，吃了枳实芍药散未愈，说明活血化瘀力量不够，再吃下瘀血汤。胡老有很多用大柴胡汤的经典病案，大家可以再看看，思考每个症状背后的气血循环过程。今天的讲解到此结束，谢谢大家。

吴鸿（主持人）：谢谢唐瑞医生，她跟我们分享了大柴胡汤少阳三焦的气滞血瘀证这一病机。她的演讲引经据典，娓娓道来，展示了她非常深厚的中医功底，以及她在中医学习路上的思考与善于总结的能力。我在听的时候其实既羡慕又感慨，羡慕她这个年龄——对于中医学者来说，研究生刚毕业，20来岁，能对中医有这么深、这么多的思考和理解；感慨我在她这么大年龄的时候，可能还在迷茫之中，包括现在大部分硕士研究生、博士研究生毕业时依然迷茫，没有中医思维，不敢临床。

去年我在门诊上遇到一个大四的学生，他不舒服，心慌，去门诊看。我知道他是学生后，随便问了一下，有没有尝试给自己开点药试试，他说不敢。我问为何不敢，他说这是人命关天的事，不敢试，其实这也反映了我们的现状。所以今天唐瑞医生表现非常优秀，我们再次感谢唐瑞医生的精彩分享！

减少盲区，让辨证论治更精准

刘观涛

吴鸿（主持人）：今天最后的压轴大戏，是我们大名鼎鼎的刘观涛主任给我们带来的分享。刘观涛主任大家很熟悉，他策划出版的系列丛书《中医师承学堂》，我相信在座的各位同道应该都已看过。《中医师承学堂》被誉为一所没有围墙的大学，那么，我认为刘观涛主任就是这所大学的校长。同时，在整个脉证经方学术体系发展过程中，推动脉证经方学术能与大家见面，让大家能学习、提升自己，刘观涛主任起到了重要作用。

今天剩下的时间，我们交给刘观涛主任，大家掌声有请。

刘观涛：

在这里，我非常高兴分享我的想法。实际上，我是以学员的身份发言，代表学员的需求，特别是那些不像刘志国主任那样特别聪明的学员。像刘志国主任这样聪明的学员，不在我所说的范围内。实际上，这次大会我也和陈建国主任一起参与了策划。其实我更多时候是作为服务专家们的人，更多是为大家服务。今天中午，我们在吃饭时讨论了明年这个时候，我们应该用一场怎样更好的文化盛宴奉献给大家，以及大家可能会有怎样的反馈。

首先，从病机角度看，大家常常困扰于气滞、水饮以及唐瑞医生提到的血瘀等问题。这些阴阳盛衰的病机，对应的脉象究竟是什么？我们能否为大家准备一个便于随身查阅的"宝囊"？此外，从方证角度，可将最常用的50个或100个方证按使用频率排序，包括一些特殊疾病如高血压等，将它们和阴阳盛衰四大病机对应起来。若能请刘志国主任以脱口秀的形式阐释，岂不是更有意思？因此，今年的脉证经方学术大会，我突然想到是否应更名为脉

240

证经方相声大会。

作为一名出版编辑，我偶尔也会自夸几句。尽管我在为大家服务，但如果我从事中医，一定会坚持纯正的中医之道。为何？因为我出书从来不要作者一分钱，零费用、零包销。我认为，在出版界，这就像中医临床大夫坚持纯病机辨证一样。我上来就全部辨证论治，每遇到一个六经的问题，都会采用六经辨证的方法。这种一以贯之的学术体系，必将拥有强大的生命力。

那么今天我借助几个案例，来和大家也做一个简单的沟通。

第一个案例来自刘渡舟教授，这个案例虽然简单，但有时候正是简单的事物，让我们能够看出背后的一些本质。例如，昨天陈建国主任带教的案例也很简明。当陈建国主任把脉证图画出来后，内容直切要点。但是，我们现在关注的问题是，我们自己如何能够高概率地准确辨证这些案例。

对于"头痛、发热、脉浮"这几个症状，我们按教材的表述："但见一证便是。"我有时说"但见一个症状什么都不是"，看头痛这个症状，几乎所有的病机都可能出现，这是我们教科书上对头痛的分析：

头痛有虚实之分：凡外感风、寒、暑、湿、燥、火以及瘀血、痰浊、郁火、亢阳、癥积、寄生虫等阻滞或上扰脑窍所致者，多属实证；凡气血阴精亏虚，不能上荣于头，脑窍空虚所致者，多属虚证。

发热这个症状也是如此，"但见一证什么也不是"，大家注意一个有趣的现象，教科书对发热病机的概括中，漏列了几个类型——既然有血虚发热、阴虚发热、气滞发热、气虚发热，但是教科书上竟然没有阳虚发热，也没有痰饮水湿发热。发热的病机本应包含这些，最后却漏列这么几个。用陈建国主任概括的病机体系来看，阴阳盛衰正好分为四大方向，后面我会用表格给大家展示。

我们再从脉象角度分析，头痛、发热、脉浮，这些都是表证的常见表现。结合前面的症状，我们综合分析其病机，认为属于太阳病或表证。那么，治疗方法无非是辛温解表或辛凉解表，对吧？无非是使用麻桂剂或银翘散、桑菊饮之类方剂。结果我们看到，刘渡舟先生给这个患者用了 3 剂银翘散。为何用银翘散呢？因为有时风寒容易化热，对吧？而且我们还有"截断扭转"的理论，需考虑后续病机发展。结果患者服药后，体温未退。于是，再增加一些生石膏，因为内热亢盛，出现高热不退、烦躁不安。此时，我们知道发生了误治。患者家境较好，于是请山东某位名医远道来诊。假设此时换作我们该如何处理？很简单，我们肯定会说，前面医生开的方子不错，我稍微调整一下。但需注意，这位名医看了方子后笑曰："病为风寒而按温热治疗。"这体现了什么？这是把握性问题、可重复性问题，是中医疗效评价中极其重要的指标。例如，假设我要评价刘志国主任的医案，很简单，先给刘志国主任 10 个患者，观察这 10 个患者的有效率，这是第一步。第二步，我认为最佳医案从来不是缺乏病机分析的医案，必然是医生刚开完方子、患者刚离开诊室时，医生对病机进行的全面阐释，此时的内容最真实。所以，这个"笑"字蕴含重大意义，最能体现医生对疗效的把握性。

所以我认为，真的应该为刘渡舟先生鼓掌，为这些老前辈们鼓掌。他们竟然将自己的误案奉献出来，供我们参考。这样，当我们学习效果不佳时，心里也不会过于惶恐，因为连老前辈们也曾经历过诸多误案。我们看到刘渡舟先生最后回顾时说，正是因为没有抓住"脉浮主表"这个纲领，才导致误治。实际上，无论是风寒、风热，还是温热，或用六经辨证术语——太阳病与阳明病，如此简单的辨别，竟未能很好区分。

好的，我们再来看曹颖甫先生的医案。这个医案我已从多种角度解读过多次，是曹颖甫先生为其夫人诊治的病例。曹颖甫先生的夫人外出归家时已至深夜，无法做饭，需尽快休息，盖被后恶寒甚，脉象浮紧有力，但同时伴有口角生疮、目红的症状，又似热证。大家来看曹颖甫先生是如何记录医案的：服用麻黄汤后，"不动声色"，随后又给予一剂，"仍无效"，再下一剂"了无影响"，接下来是"技无所出"。然后曹颖甫先生请其学生章次公先生重新会诊。学生称曹先生胆量太小，应加大剂量。结果不到半小时，效果显著，"热作，汗出"，恶臭之气已可闻到。太阳病解除后，看似有转属阳明的迹象。

为何举这个简单例子？因为大家太过熟悉，任何学过《伤寒论》的人都能判断，这是太阳病的麻黄汤证。初看医案时，可能都觉得对麻黄汤的理解极为深刻，但细品总觉不妥。我们看病机转阳明后出现"口干渴，脉洪大，烦躁"，又用调胃承气汤攻下。关键在于后面这句话："嗣后病症反复，调理月余乃愈，周身皮肉多做紫黑，历久乃退。"

那么该如何应对？我们从各种角度考量，无论是阴阳盛衰四大病机、五行辨证，还是六经辨证，都需考虑一个唯一大方向。我们注意到《黄帝内经》有云："一人之气，病在一脏，若言三脏俱行，不得法也。"这是唯一的大方向。因此，当我们多用合方时，很可能会丧失治疗的唯一性。

我们假设用表格中的四大病机解析前面的医案，该如何分析？以刘渡舟医案为例，究竟偏于风寒还是偏于温热？可通过左右手最强有力的脉点对比判断。若左手脉更有力，则为麻黄汤证；若右手脉更有力，则为银翘散证。包括曹颖甫先生的案例，是否可反推从一开始可能就是右手脉更有力？若如此，当时最好先不用麻黄汤，即便用银翘散或石膏剂，这也是一条重要思路。

好的，我们再来讨论第 3 个案例——张仲景的医案。实际上，我们在出版时最棘手的问题是什么？是如何将《伤寒论》从第 1 条解析到第 398 条。每当我遇到此类书籍，总会特别关注第 28 条、第 29 条和第 30 条，看作者如何阐释张仲景的医案。大家注意蓝色部分内容：脉浮、自汗出、小便数、心烦、微恶寒、脚挛急，寸口脉浮而大，微热，两胫挛。学习《伤寒论》时，我们通常认为"脉浮、自汗出"应使用麻黄汤或桂枝汤；若麻黄汤或桂枝汤不适用，是否可能是桂枝加附子汤？然而，张仲景立刻给予我们警示：病象看似桂枝汤证，因加附子参其间，增桂令汗出，随后马上出现变证。因此，第 29 条和第 30 条中，张仲景的医案在误治前，看似应投桂枝汤或桂枝加附子汤、桂枝加桂汤。若不使用桂枝汤，又该用何方？治疗的唯一大方向究竟是什么？这确实是考验中医专家的案例。若大家依据仲景的阴阳脉法，是否能产生新的思考？

同样是一个脉象，对应的病机有多种。我们看教科书对脉浮的描述，突然感觉认知被颠覆——濡脉浮细无力而软，散脉浮取散漫无根，芤脉浮大中空，革脉浮而搏指。甚至二版教材将弦脉也列入浮脉类。那么，我们究竟该关注哪种浮脉？"但见一证便是""但见一证什么都不是""但见一脉也什么都不是"。此时，我们真的需要一个指导方向。

我们以仲景阴阳脉法分析张仲景的医案，使用桂枝汤、桂枝加附子汤，治疗方向均为发汗升散、向上。既然向上是误治方向，那么是否有可能张仲景医案中的浮脉是浮而虚大无力的毛脉或芤脉？是否需要一个往下降的治疗方向？这涉及治疗大法、治疗法则。因此，我们用仲景阴阳脉法对 29 条、30 条有了独立解析。无论此思路正确与否，仲景阴阳脉法为我们提供了清晰思路和客观指征，可称为整体辨证，这十分可贵。

刘渡舟先生在《辨证知机论》中说："辨证知机，还不是辨证论治，是比辨证论治更高的学问。"我想，比辨证论治更高的学问，中医除了辨证论治，还有什么？细想之下是否如此：常规的辨证论治，是辨虚实寒热、气血津液、表里上下、脏腑经络等，此为常规辨证论治。但在常规辨证论治基础上，还有一种能让我们找到整体大方向的宏观辨证。即便辨证不够精细，只要大方向正确，疗效也会很好。就像我们刚才提及的刘渡舟先生医案，是否可能同时存在寒与热？特别是曹颖甫先生自己也说，其夫人"口角生疮而目红，又似热证"。因此，当我们见到寒热错杂之证时，该如何处理？此时需把握治疗的唯一大方向。

咱们再看一个这样的医案。宋兴教授是成都中医药大学的教授。这个医案是他当年陪同一位老师出差，前往治疗克山病。在当年，克山病是极为棘手的不治之症，国家卫生部甚至立项研究。于是他前往当地。到达后，面对克山病这一难治之症，中医与西医进行会诊。结果，西医专家到场后说："听说你们中医搞得不错，我们这个课题都研究了七八年了，你们中医来是不是有点摘桃子的意思？"所以他一到便面临"考试"。案例是一个小女孩，体质偏胖，紫红的脸上带有黝黑的高原肤色，不咳嗽、不喘息，精神略显萎靡，表情平静。仅靠这些信息，该如何处理？结果他哪敢接手，当时连连恳求老师："您先看，学生不行。"老师说："这哪行，你自己看，少废话。"结果一看，他自述如五雷轰顶，耳朵嗡鸣，几近崩溃，全身汗如雨下。好在是夏天，才遮掩了无比的窘迫。当时他实际上是初出校门的年轻医生，只能硬着头皮诊治。老师仍不给予提示，只能硬着头皮诊察。此时，他只能壮着胆子说："没见过这种脉象，好像是屋漏、雀啄。"其实这些脉象在教科书上均有记载。面对这种情况，我们在座的能有勇气如此表述吗？

　　结果，这位西医女医生问："什么是屋漏、雀啄？屋漏、雀啄主何吉凶？"此言一出，刚收敛的汗水再次淋漓，浑身湿透。老师说："你大胆回答。"我们看他如何回答——他说："我以前没见过这种脉象，屋漏、雀啄是指脉搏跳动不整齐、不规律，跳两三次就停一下，如同下雨天屋顶破损漏水，滴两三滴，停顿一下，又滴两三滴；也像鸟雀觅食，啄两三粒，停一停，再啄两三粒。"还说："按照古人的见解，这脉象主心脾脏气已绝，有死无生"——耍了点小聪明，将责任归于古人。我们看西医如何追问："你按中医判断，死在什么时候？"这是灵魂拷问。结果宋兴教授说："反正按照古人的见解，危险就在这两天"——有点自保之意。我们看这段描述多么真实，结果西医最后说："还真是，我们今天早晨4点把这个孩子从死亡线上拽回来了。"好，我们认为医案就应写成这样，若写成缺乏辨析的医案，我们出版社难以出版，我称之为"没有灵魂的医案"。

　　下面讲最后一个案例，仍是宋兴教授的医案。这是他为患者诊察雀啄脉之前，与老先生出差支援国家卫生部克山病科研组时的经历。当时陪同的专家是一位老人，需要有人照料。但问题是，当时宋兴教授20来岁，患有严重腹泻，正在住院治疗。他此前其实经常住院。据他自述，住院十余天，连出虚恭都需小心翼翼，必须到厕所、蹲上马桶后才敢出虚恭。因为一出虚恭，可能引发意想不到的严重后果。

那时宋教授已留校任教，在成都中医药大学工作。许多医生都开了方子：脾肾阳虚、肠道湿热、附子理中汤、连理汤、乌梅丸等，结果仍每日水泻六七次，一个小伙子体重仅 40kg，可谓骨瘦如柴。

他自己也知晓病因——那时因贫穷，曾食用草根树皮等。他似乎清楚自己的病根所在。当时医院有两位主任，如慈母般关怀他，说："咱们这里有位医术高超的老先生叫冉品珍，要不请冉老去看看？成天腹泻，生活太不方便了。"最后宋教授穿着白大褂前去求诊。毕竟是本校前辈，结果冉老师如何回应？大声训斥："自己的病都治不好，还学什么医！一个泻肚子都治不好，还当什么医生！"这说明什么？说明冉老对此病有把握。

好，大家看冉老诊脉后，见舌苔白润，处方为：人参败毒散去人参加藿香加炒白术。"我们看宋兴老师当时的反应——面露失望，说："算了，治不了病了。"也不想抓药，但还是极不情愿地去抓了药。

最后主任劝宋教授试一试，大家注意，疗效非常显著——此前他连出虚恭都需谨慎，服药后症状迅速全面缓解。当然，如此效如桴鼓的医案极少，有时我甚至不想多提及此类医案，因其并非常态。的确是一服即效，那么说这么多的目的是什么？大家试想，如果今天是唐瑞医生主讲的医院课程，大家会多么渴望听到后面的病机解释。所以，这是一个"功夫在诗外"的医案，若我们将前面的细节如实写好，会吸引多少人真正深入学习？

那么，大家看冉老师怎么解释的。这些温脾胃的王牌方子是吧？乌梅丸、附子理中汤都不行，用了一点平淡无奇的辛温发散药，这不就相当于来点桂枝汤、麻黄汤之类的吗？怎么可能有这么好的疗效？这就相当于用一个小解表药，怎么可能？冉老说："治病是讲究层次的，不能隔靴搔痒。舌苔白润是表寒未解，那表寒未解实际上属于在上的表证，现在用理中汤、乌梅丸，是属于中焦、下焦的方子，这已经越界了，怎么会有疗效呢？"这个解释看完以后，的确是振聋发聩。关键"振聋发聩"是什么？老爷子的这种笃定、把握性和可重复性。我们看，宋教授再问老师："我这个病是因为吃树根草皮，腹泻这么多年了，怎么还是表邪未解？"冉老说："正气虽然受了损伤，但是年轻人生命正处于最旺盛的时期，不至于一蹶不振。所以说，即便是因为元气不足引起的，但是现在病机仍为表寒未解，病位在表。"大家一定注意，所有的内容我们都要抱着一种批判的精神，思考冉老的思路如何能够学到自己身上，自己能否应用并重复。那么到这，咱们做一个灵魂拷问：舌苔白润，表寒未解，由舌苔白润来推导表寒未解，这个推导过程如何成立？另外，因为是年轻人，生命力处于最旺盛的时期，是否就完全不考虑正气虚呢？当然，冉老肯定有他的另外解释，这只是宋兴教授事后撰写的一篇文章。

所以说，不管怎么样，我们希望能用一种好的思路来解析这个医案。比如，刚才说的正气问题，那么如果按照仲景阴阳脉法的思路，是不是应该有客观的脉证？别看患者形体瘦弱，年轻时体重只有 80 斤，但是他的脉有力还是无力，另外是左手脉更有力，还是右手脉更有力？如果是左手脉更有力的话，那么这时候就是表证，用仲景阴阳脉法我们就能检验出来了。

我说这个意思，就是希望大家和我们一起提出需求。明年我们的大会，我们还可以为大家奉献哪些更好的学术内容？我们非常希望大家面对这么复杂的名家医案，能够找到一种整体辨证方法，也就是刘渡舟先生说的辨证知机，通过整体辨证来确定治疗大方向。对于具体的辨证方法，我们大家也都大概知道，但是整体辨证的确是中医学界很稀缺的内容。所以说，大家一起努力，希望把整体辨证理论发展得更好。

谢谢大家。

吴鸿（主持人）：刘观涛主任通过列举曹颖甫、刘渡舟以及宋兴教授等几位名家的医案，总能一针见血地找出问题的关键所在。大家都明白，在中医诊疗过程中，需要整体把握病情，全面进行辨证论治，但如何切实有效地做到这一点，着实颇具难度，而这正是我们目前面临的现状。如今，有了仲景阴阳脉法，它能够助力我们明确治疗的唯一大方向，从而实现全面准确的总体辨证。

让我们再次向刘观涛主任的精彩发言表示感谢。至此，为期两天的学术会议活动已接近尾声，最后，我们有请陈建国主任为本次会议做总结发言。

拜仲景先师文

（陈建国撰文）

惟公元二○二四年五月二十五日，甲辰年农历四月十八吉时，脉证经方团队怀虔诚之心，虔具鲜花香烛雅乐之仪，拜谒先师。辞曰：

先师讳机，梓里南阳；伊尹苗裔，学及岐黄；
少习仁术，思精虑广；勤求古训，博采众长；
大慈悲悯，砥柱担当；苦心孤诣，大论传扬。

神农本草，药石以萃；基于阴阳，四气五味；
伊尹汤液，相传式微；先师论广，经法始备；
三阴三阳，应时而为；辨证施治，奉为臬圭。

汉唐以去，积厚流广；华夏四海，尊崇弘扬；
注疏领会，浩浩荡荡；大论精深，难及脊梁；
救民之济，千仓万箱；启发后学，功德无量。

先生之学，高山崔巍；先生之德，日月同辉；
苍天不吊，哲人斯萎；鹤驾宛城，灵爽不昧；
神州共叹，天地同悲；医界之圣，丰碑无愧。

思求经旨，先师教诲；演其所知，振聋发聩；

方药传承，伤寒金匮；守正创新，精神永垂；
观其脉证，行琦意瑰；病脉证治，淹贯精微。

矢志经方，百折不回；唯谨唯慎，无忝栽培；
阴阳脉法，功成事遂；春风化雨，铭感五内；
脉证经方，焚膏继晷；传承发展，不负恩惠。

农伊正道，沧桑浩远；行达理明，方家正眼；
生等不敏，履任于肩；日新其德，砥砺志坚；
惟道是瞻，和乐且耽；只此情怀，永矢弗谖！

儒释道医，源远传承；自尊自信，中医先行；
一时千载，中西并重；先师佑我，瑰宝复兴；
疗疾救厄，欣欣向荣；中华儿女，活虎生龙！

伏惟尚飨！